Aouinet Akram

Analyse et Traitement des Signaux Électrocardiogrammes

AF004725

Aouinet Akram

Analyse et Traitement des Signaux Électrocardiogrammes

filtrage, détection des piques PQRST et paramétrisations des signaux électrocardiogrammes

Presses Académiques Francophones

Impressum / Mentions légales
Bibliografische Information der Deutschen Nationalbibliothek: Die Deutsche Nationalbibliothek verzeichnet diese Publikation in der Deutschen Nationalbibliografie; detaillierte bibliografische Daten sind im Internet über http://dnb.d-nb.de abrufbar.
Alle in diesem Buch genannten Marken und Produktnamen unterliegen warenzeichen-, marken- oder patentrechtlichem Schutz bzw. sind Warenzeichen oder eingetragene Warenzeichen der jeweiligen Inhaber. Die Wiedergabe von Marken, Produktnamen, Gebrauchsnamen, Handelsnamen, Warenbezeichnungen u.s.w. in diesem Werk berechtigt auch ohne besondere Kennzeichnung nicht zu der Annahme, dass solche Namen im Sinne der Warenzeichen- und Markenschutzgesetzgebung als frei zu betrachten wären und daher von jedermann benutzt werden dürften.

Information bibliographique publiée par la Deutsche Nationalbibliothek: La Deutsche Nationalbibliothek inscrit cette publication à la Deutsche Nationalbibliografie; des données bibliographiques détaillées sont disponibles sur internet à l'adresse http://dnb.d-nb.de.
Toutes marques et noms de produits mentionnés dans ce livre demeurent sous la protection des marques, des marques déposées et des brevets, et sont des marques ou des marques déposées de leurs détenteurs respectifs. L'utilisation des marques, noms de produits, noms communs, noms commerciaux, descriptions de produits, etc, même sans qu'ils soient mentionnés de façon particulière dans ce livre ne signifie en aucune façon que ces noms peuvent être utilisés sans restriction à l'égard de la législation pour la protection des marques et des marques déposées et pourraient donc être utilisés par quiconque.

Coverbild / Photo de couverture: www.ingimage.com

Verlag / Editeur:
Presses Académiques Francophones
ist ein Imprint der / est une marque déposée de
OmniScriptum GmbH & Co. KG
Heinrich-Böcking-Str. 6-8, 66121 Saarbrücken, Deutschland / Allemagne
Email: info@presses-academiques.com

Herstellung: siehe letzte Seite /
Impression: voir la dernière page
ISBN: 978-3-8416-3084-1

Copyright / Droit d'auteur © 2015 OmniScriptum GmbH & Co. KG
Alle Rechte vorbehalten. / Tous droits réservés. Saarbrücken 2015

RESUME

Le traitement des signaux ECG connait actuellement plus d'importance avec le développement de la télémédecine. En effet, le traitement permet de gérer considérablement les informations médicales afin d'extraire le maximum de données utiles. Notre objectif dans ce travail de mémoire de mastère est d'élaborer les méthodes de traitement des signaux ECG à base de la transformée en ondelettes. Pour commencer, nous avons étudié les caractéristiques des signaux ECG, ainsi que les différentes opérations de traitement appliquées à ce signal. Nous avons aussi décrit de façon exhaustive et comparative, les algorithmes de filtrage et de séparation des signaux ECG. Quand un ensemble de données est décomposé en utilisant les ondelettes, certains coefficients d'ondelettes correspondent à des détails (HF) et d'autre à des approximations (BF). Si les détails sont petits, ils peuvent alors être omis sans affecter significativement les données. L'idée du seuillage est de mettre à zéro tous les coefficients de valeurs inférieurs à un seuil particulier. Ces coefficients sont utilisés dans la transformation inverse en ondelettes pour reconstruire les signaux débruités. Le résultat est un nettoyage du signal montrant encore des détails importants. Nos expérimentations ont établi que la transformée en ondelette avancée ne conduise pas à un bon filtrage du signal ECG. Par contre, la transformée en ondelettes discrète à donné des résultats intéressants, notamment en vue d'améliorer le rapport signal sur bruit (SNR) et l'erreur quadratique moyenne (EQM). En conséquence, nous concevons notre deuxième algorithme afin d'avoir des signaux propres, qu'on utilisera pour la paramétrisation et la classification des signaux ECG. Nous avons élaboré notre propre algorithme de détection, qui commence par l'application d'un seuil pour détecter les pics R, puis la segmentation en fenêtres dont les durées coïncident avec celles des cycles cardiaques. Ensuite, on a appliqué notre technique MM pour déterminer les différents paramètres du signal (les pics P, Q, S, T, les intervalles, la durée des ondes,......) afin de classifier le signal selon sa nature (normal ou pathologique), d'en déduire les anomalies, et enfin d'établir un rapport qui assistera le staff médical dans son diagnostic.

Mots clés : **ECG, traitement, filtrage, détection, paramétrisation, classification.**

Introduction générale

L'électrocardiographie est aujourd'hui une technique de diagnostic médical très répandues. Elle consiste à effectuer l'enregistrement des signaux électrocardiogrammes (ECG) qui sont des signaux de nature électrophysiologiques dont le tracé matérialise les activités électriques du cœur.

Le problème qui se pose avec les signaux ECG est que le tracé enregistré sur papier ne se prête qu'à une analyse conventionnelle. Ce type d'analyse fait appel à l'œil et au cerveau du praticien expert. Cette méthode conventionnelle semble très fastidieuse très subjective et non précise. Pour remédier à cette problématique, on fait appel aux techniques d'analyse automatique utilisant des systèmes de traitement assistés par ordinateur. C'est le thème central de cette mémoire de mastère qui est subdivisé en trois chapitres.

L'objectif du premier chapitre est de réaliser la revue de la littérature sur les méthodes de traitement du signal ECG. Nous allons commencer par justifier la nécessité de développer de nouveaux algorithmes de traitement de l'ECG, puis donné une description de ces signaux partant de leurs origines anatomiques et physiologiques, nous présenterons les caractéristiques et les paramètres de ces signaux. Nous aborderons aussi les différents traitements généralement opérés sur l'ECG, notamment le filtrage, la détection et la classification des ondes caractéristiques ainsi que les méthodes d'analyse et d'interprétation automatiques.

Le second chapitre exploite les résultats des traitements réalisés sur l'ECG pour réaliser des simulations descriptives, déterminer le rapport signal sur bruit et l'erreur quadratique moyenne. L'idée est d'appliquer deux méthodes, la première méthode de réduction par seuillage dans le domaine de la transformée en ondelettes discrète (TOD) et la deuxième est basée sur le seuillage dans le domaine de la FWT-TI (Forward Wavelet Transform-Translation Invariant), enfin visualiser et comparer les résultats obtenus.

Le dernier chapitre présente une nouvelle technique d'extraction des différentes caractéristiques du signal ECG. Cette technique est testée pour de nombreux signaux réels afin d'extraire toutes les données utiles dans l'analyse d'un signal ECG comme la détection des pics et les différents intervalles et ainsi effectuer une paramétrisation du signal ECG afin de déduire la nature du signal s'il est normal ou pathologique. Ce troisième chapitre se termine par un ensemble de propositions qui visent dans un premier temps à améliorer les résultats obtenus et par la suite à ouvrir des perspectives pour la continuation de ce travail.

Table des matières

RESUME………………………………………………………………………..…..1

Introduction générale……………………………………………………………..…...2

Table des matières……………………………………………………………….…..3

Chapitre I : TRAITEMENT DU SIGNAL ECG PAR TRANSFORMEE EN ONDELETTES DISCRETE.

PROBLEMATIQUE ET ETAT L'ART………………………………………….…6

I-1. INTRODUCTION……………………………………………………...……7

I-2. PROBLEMATIQUE DE TRAITEMENT DE L'ECG…………………...……8

I-3 ETUDE ET ANALYSE DES SIGNAUX ECG………………………………...9

    I-3-1 Origines physiologiques……………………………………………...……9

    I-3-2 Morphologie………………………………………………………..……..10

        I-3-2-1 Les dérivations……………………………………..……………10

        I-3-2-2 Les caractéristiques du signal ECG………………….……..…13

I-4 TRAITEMENT DU SIGNAL ECG……………………………………………...14

    I-4-1 Filtrage numérique…………………………………………...………..16

    I-4-2 Suppression de la ligne de base…………………………………………17

    I-4-3 Détection des ondes et paramétrisation……………………….………..20

    I-4-4 Classification des ondes…………………………………...…………..21

I-5 CONCLUSION………………………………………………...………....23

Chapitre II : FILTRAGE DU SIGNAL ECG PAR TRANSFORMEE EN ONDELETTES DISCRETE : RESULTATS ET COMPARAISON.

II-1 INTRODUCTION…………………………………………………..……...25

II-2 TRANSFORMEE DE FOURIER A COURT-TERME (TFCT)..............25

    II-2-1 La résolution temps-fréquence..............26

II-3 LA TRANSFORMEE EN ONDELETTES..............28

    II-3-1 La Transformée en Ondelettes Continue (TOC)..............28

        II-3-1-1 La résolution temps-fréquence..............28

    II-3-2 La Transformée en Ondelettes Discrète (TOD)..............30

        II-3-2-1 La notion de détail et d'approximation..............32

    II-3-3 L'analyse multirésolution..............33

    II-3-4 Le choix de l'ondelette..............35

        II-3-4-1 L'ondelette de Haar..............35

        II-3-4-2 L'ondelette de Daubechies..............35

II-4 EVALUATION DE LA METHODE UTILISANT LA TRANSFORMEE EN ONDELETTES DISCRETE (TOD)..............37

    II-4-1 Calcul du rapport signal sur bruit (SNR)..............40

    II-4-2 Calcul de l'erreur quadratique moyenne (EQM)..............47

    II-4-3 Représentation des signaux..............54

II-5 EVALUATION DE LA METHODE UTILISANT LA TRANSFORMEE EN ONDELETTES AVANCEE (TOA) : TRANSLATION INVARIANTE..............58

    II-5-1 Calcul du rapport signal sur bruit (SNR)..............59

    II-5-2 Calcul de l'erreur quadratique moyenne (EQM)..............61

    II-5-3 Représentation des signaux..............62

II-6 COMPARAISON DES DEUX TECHNIQUES..............65

    II-6-1 Comparaison de SNR final..............65

    II-6-2 Comparaison de l'EQM..............67

II-7 CONCLUSION..69

Chapitre III : IMPLEMENTATION LOGICIELLE DE LA TECHNIQUE D'EXTRACTION DES PARAMETRES DE L'ECG ET CLASSIFICATION PATHOLOGIQUE.

III-1 INTRODUCTION..71

III-2 DETECTION DES ONDES P, Q, R, S et T..72

    III-2-1 Détection du complexe QRS..73

        III-2-1-1 Algorithme de Kadambe et Coll. 74

        III-2-1-2 Algorithme de Pan et Tompkins..76

    III-2-2 Présentation de notre technique de détection..76

III-3 PARAMETRISATION ET CLASSIFICATION DE NOS RESULTATS........80

    III-3-1 Ondes de l'ECG...80

    III-3-2 Intervalles et segments de l'ECG..81

    III-3-3 Résultats..82

III-4 CONCLUSION...97

CONCLUSION GENERALE..98

BIBLIOGRAPHIE...99

Chapitre I :

TRAITEMENT DU SIGNAL ECG PAR TRANSFORMEE EN ONDELETTES DISCRETE :

PROBLEMATIQUE ET ETAT L'ART.

I-1. INTRODUCTION

L'électrocardiographie est aujourd'hui une technique incontournable de diagnostic cardiologique. C'est une représentation graphique du potentiel électrique qui commande l'activité musculaire du cœur. Le cœur est le moteur du système cardio-vasculaire, dont le rôle est de pomper le sang qu'il fait circuler dans tous les tissus de l'organisme. Donc il joue un rôle vital de première importance au sein de l'organisme humain.

Les contractions du muscle du cœur réalisent le pompage du sang. Toutes les cellules excitables du corps humain sont le siège des variations locales des potentiels appelés potentiels d'action. L'électrocardiographie consiste à recueillir ces variations, les amplifier puis les enregistrer. Puisque le corps humain étant une solution ionique conductrice, alors les mesures seront à distance, c'est-à-dire qu'il n'est pas nécessaire de faire une opération chirurgicale ou d'anesthésie. Le signal ECG est recueilli simplement en plaçant des électrodes de mesure à divers endroits du corps, directement sur la peau.

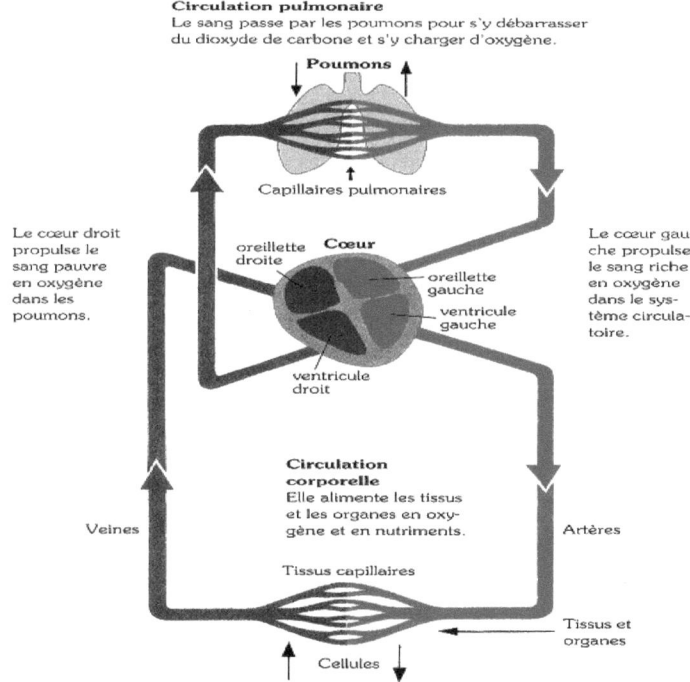

Fig.1.1. Appareil circulatoire de l'homme [1].

L'objectif de ce chapitre est de passer en revue des méthodes de traitement de l'ECG. Nous commençons par présenter la problématique de la nécessité de développement des algorithmes de traitement de l'ECG. Ensuite nous proposons de rappeler après cette problématique quelques notions fondamentales concernant ces signaux : origines physiologiques et anatomiques, des caractéristiques et des paramètres du signal l'ECG. Pour comprendre l'utilité des traitements apportés au signal ECG il est nécessaire de passer par la connaissance de ces notions préliminaires. Nous terminerons le chapitre par une étude des différentes opérations de traitement du signal ECG tel que le filtrage, la détection et la classification des différentes ondes caractéristiques (les ondes P, T, complexe QRS).

I-2. PROBLEMATIQUE DE TRAITEMENT DE L'ECG

Le traitement des signaux ECG à fait particulièrement l'objet de nombreux travaux de recherche. Depuis les années 60 jusqu'à présent, l'objectif de ces travaux a beaucoup évolué. Au début des années 70, plus de 70 millions d'ECG étaient enregistrés aux Etats-Unis et plus de 160 millions dans le monde [2]. En 1976, l'institut américain de la médecine de l'armée de l'air disposait de plus de 800.000 ECG dans son centre d'électrocardiographie, avec une croissance de plus de 100 nouveaux enregistrements au quotidien [3]. Le débruitage couvre une large gamme de problèmes et d'applications. La présence du bruit altère sensiblement la qualité du signal enregistré, ce qui apporte des perturbations et détériore les performances des signaux. Ce bruit peut-être engendré soit par des distorsions non linéaires ou par l'équipement d'enregistrement. Le bruit affect donc le signal original de manière additive, multiplicative ou convolutive, ce qui se traduit par l'apparition de faux pics ou le masquage d'autres. Le critère de jugement de la qualité d'un système de débruitage peut être objectif en se basant sur le calcul du rapport signal sur bruit (SNR) ainsi que l'erreur quadratique moyenne (EQM), ou subjectif en se basant sur les propriétés perceptuelles de l'œil [4].

I-3 ETUDE ET ANALYSE DES SIGNAUX ECG

I-3-1 Origines physiologiques

L'électrocardiographie est l'étude des variations de l'enregistrement de l'activité électrique des cellules cardiaques, dont dépend la contraction du cœur. L'ECG enregistre les impulsions électriques qui déclenchent les contractions cardiaques. Au repos, les cellules sont chargées négativement à l'intérieur et durant la contraction, les cellules se dépolarisent. Ainsi, une onde progressive de stimulation traverse le cœur, entrainant la contraction du myocarde. Les ondes de dépolarisation et de repolarisation sont enregistrées sur l'ECG. Le signal graphique enregistrable est l'électrocardiogramme (ECG). Ce signal modifié en cas d'anomalie de la commande de l'influx électrique ou de sa propagation, de la masse globale et régionale des cellules ou de leur souffrance éventuelle, donne des enregistrements importants et très utilisés en médecine. L'activité électrique peut être décrite dans le tableau ci-dessous :

Tab. 1.1. Description des différentes étapes de l'activité électrique du cœur [4]

ETAPE	L'ACTIVITE ELECTRIQUE REALISEE
1	Formation de l'impulsion de stimulation dans le nœud sino-auriculaire.
2	Activation des oreillettes; enregistrement de l'onde P.
3	Activation de faisceau de His et du nœud auriculo-ventriculaire; l'électrocardiogramme revient à la ligne isoélectrique.
4	Activation des ventricules; enregistrement du complexe QRS.
5	Activations de toutes les parties du myocarde; enregistrement d'une ligne isoélectrique : segment ST.
6	Repolarisation ventriculaire; enregistrement de l'onde T.
7	Repolarisation tardive de quelques régions du myocarde; enregistrement d'une petite onde U.

I-3-2 Morphologie

I-3-2-1 Les dérivations

Une dérivation est un circuit électrique comprenant deux électrodes de contact reliées par un fil conducteur, à un galvanomètre. L'emplacement des électrodes est choisi de telle sorte qu'on à explorer la quasi-totalité du champ électrique cardiaque en offrant un ensemble cohérent de dérivations non redondantes. Si on mesure le vecteur cardiaque dans une seule direction, on ne sera pas en mesure de le caractériser entièrement puisque le champ électrique du cœur et spatio-dépendant. Il est donc important d'avoir un standard de positionnement des électrodes (dérivations) pour l'évaluation clinique du signal ECG. Plusieurs systèmes standardisés existent et à titre d'exemple on peut citer le système 12 dérivations qui est le plus utilisé.

> Trois dérivations bipolaires **DI, DII, DIII** ont été déterminées par Einthoven en 1912 [3]. Le corps humain est supposé avoir une configuration ayant la forme d'un triangle équilatéral du point de vue de ses caractéristiques électriques. Les sommets du triangle sont : le bras droit, le bras gauche et la jambe gauche. Ces dérivations sont obtenues à partir de 2 électrodes actives par permutation sur les 3 sommets. La jambe droite est reliée à la masse.

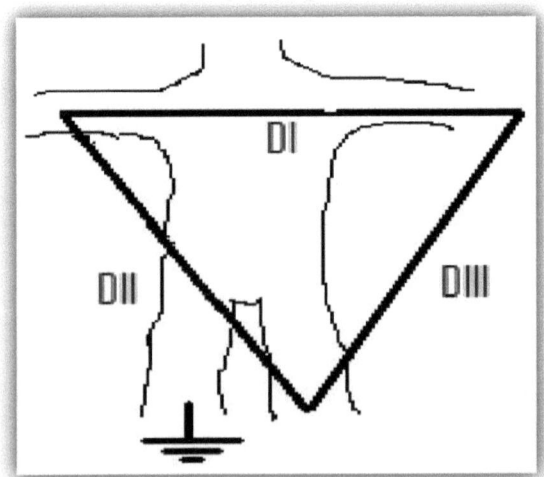

Fig.1.2. Dérivations périphériques bipolaires DI, DII, et DIII [4].

> Trois dérivations unipolaires **aVR, aVL, aVF**, ont été déterminées par Wilson [3]. Ces dérivations sont obtenues à partir d'une seule borne active appliquée respectivement au bras droit, au bras gauche, à la jambe gauche, et d'un point de référence défini par Wilson : la borne centrale de Wilson (CT). Cette borne centrale est une moyenne des signaux qui apparaissent sur les 2 autres membres qui ne sont pas observables, et se situe au centre du triangle équilatéral constitué par le corps : on obtient ainsi les 3 dérivations unipolaires R, L, F (R : Right hand, L: Left hand, F: Foot).

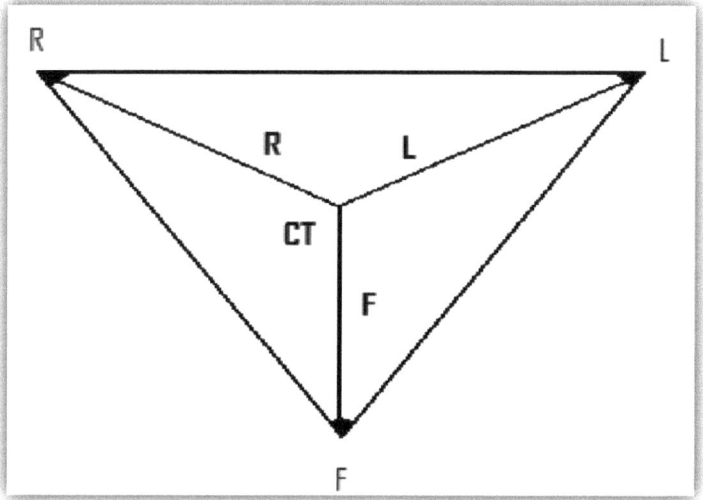

Fig.1.3. La borne centrale de Wilson (CT) et les dérivations unipolaires R, L, F [4].

> Wilson a également déterminé six dérivations précordiales **V1, V2, V3, V4, V5, V6** et sont obtenues en fixant 6 électrodes sur la surface antérieure et latérale gauche du thorax en des points très précis. Le potentiel de chaque électrode est enregistré par rapport à la borne centrale.

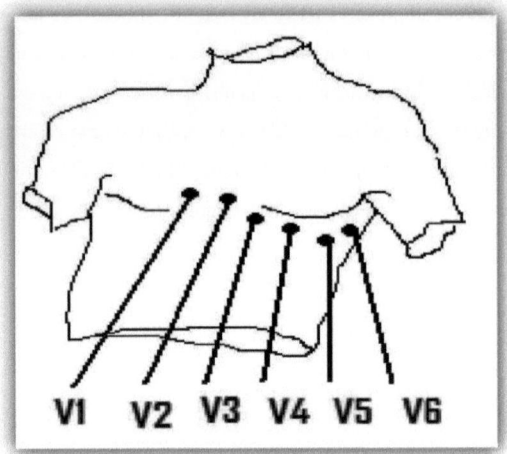

Fig.1.4. Positions des électrodes [4].

Ainsi l'ECG standard est donc enregistré en utilisant l'ensemble des 12 dérivations : DI, DII, DIII, aVR, aVL, aVF et V1 à V6.

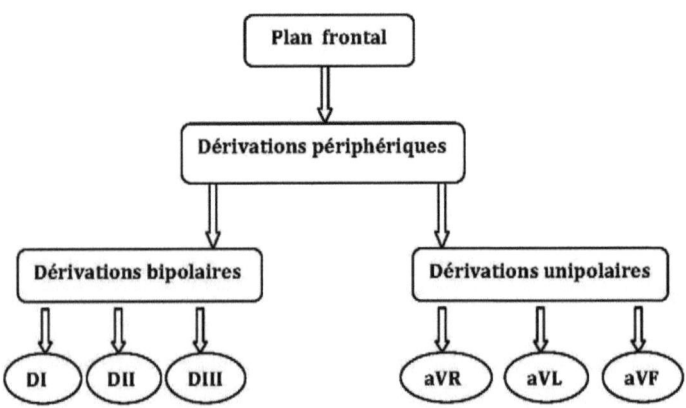

Fig.1.5. Répartition des dérivations sur le plan frontal.

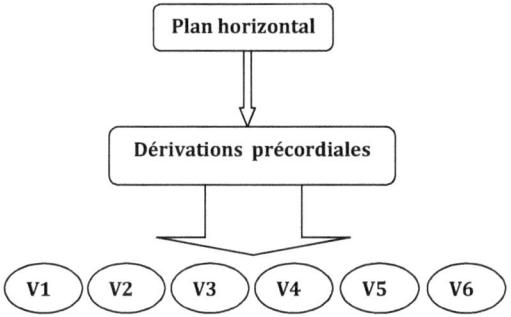

Fig.1.6. Répartition des dérivations sur le plan horizontal.

I-3-2-2 Les caractéristiques du signal ECG

Le signal électrocardiogramme représentant l'activité électrique du cœur, est caractérisé par un comportement périodique ou quasi périodique. Il est formé de plusieurs ondes désignées sur l'ECG de surface standard par les lettres de l'alphabet P, Q, R, S, T et U. Les paramètres les plus importants sont : l'onde P, le complexe QRS et l'onde T.

> **Onde P** : Correspond à la dépolarisation des oreillettes et elle précède toujours un complexe QRS. Elle est positive en dérivation DI, DII, DIII et V6. De petite amplitude, c'est-à-dire inférieure ou égale à 0.2mv. Moins de 0.12s en largeur dans la dérivation DIII.

> **Complexe QRS** : Correspond à la dépolarisation des ventricules. Sa durée est moins de 0.12s, elle varie généralement entre 0.06 à 0.1s.

> **Onde T** : Correspond à la repolarisation des ventricules. Son amplitude est supérieure ou égal à 2mm de hauteur en dérivation où elle est plus grande.

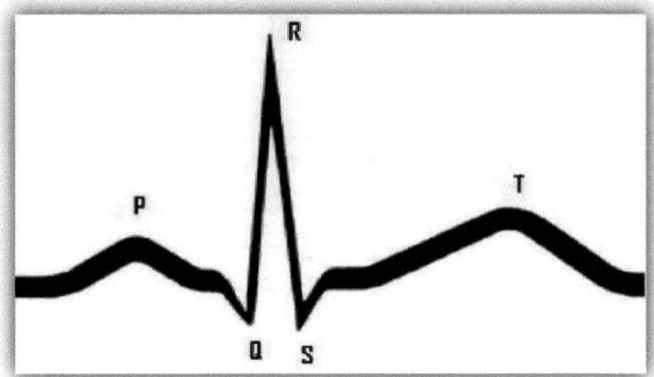

Fig.1.7. Cycle cardiaque [4].

I-4 TRAITEMENT DU SIGNAL ECG

De nombreuses applications (biomédicales, télécommunications, etc.) nécessitent un prétraitement des données observées afin d'extraire l'information utile. Autrement dit, les signaux d'intérêts ne sont en général pas directement accessibles. En effet, ils sont soumis à plusieurs perturbations. Ainsi le signal ECG enregistré doit subir à un conditionnement électrique de mise en forme, par la suite d'autres traitements essentiellement logiciels peuvent lui être appliqués en vue de le débarrasser des bruits et perturbations, de l'analyser ou de contribuer au diagnostic automatique.

La meilleure chaine de traitement des signaux ECG, est composée des phases suivantes :

- ➢ Prétraitement des données.

- ➢ Transformation, c'est la phase la plus délicate de la chaine.

- ➢ Décision.

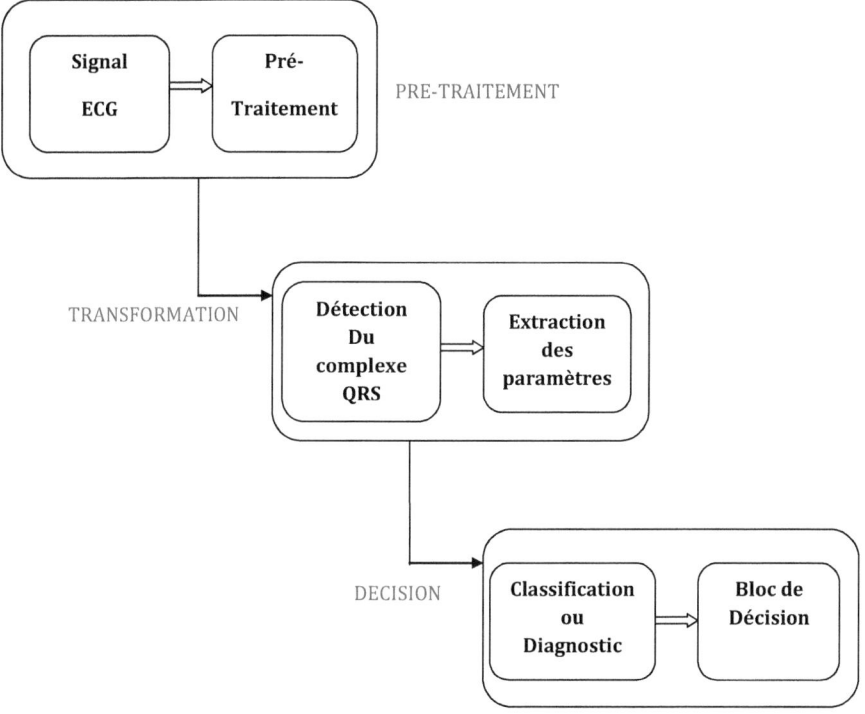

Fig.1.8. Chaîne de traitement automatique des signaux ECG.

Le plan suivant expose les méthodes utilisées pour mettre en œuvre les différentes étapes dans le cas de traitement des signaux électrocardiographiques. Ces méthodes sont :

➢ transformation en ondelettes (continue ou discrète),

➢ filtrage numérique, suppression de la ligne de base,

➢ détection des ondes et paramétrisation,

➢ classification.

I-4-1 Filtrage numérique

Pendant l'enregistrement des signaux ECG, différents types de bruits peuvent être superposés au signal utile dont les plus importants sont :

- **Artéfacts** : courants alternatifs (bruit dû au réseau électrique 50 Hz), mauvais contacts temporaires d'électrodes ou des câbles, variation de la ligne de base si l'appareil n'est pas fixé à la terre ou si on a une contraction musculaire.
- **Inversion des dérivations** : des extrémités ou thoraciques.
- **Calibrage de l'appareil** : si quelques sources peuvent-être évitées, (précision et dérives des instruments de mesures), d'autres ne le sont pas, dont on peut citer : le rythme respiratoire, la fréquence du réseau etc....

Le prétraitement des signaux ECG impose la suppression de l'interférence du réseau électrique, du bruit électromyographie de haute fréquence et de la dérive de basse fréquence.

L'extraction du signal utile, à partir du signal noyé dans le bruit, nécessite l'utilisation des méthodes appropriées à chaque type de bruit. Le problème de filtrage a été traité dans le domaine temporel ou fréquentiel ou temps-fréquence.

Le signal ECG couvre la plage de fréquence 0.05-80 Hz [9], la bande passante des circuits de l'enregistreur doit être juste légèrement supérieur à celle du signal pour qu'on obtiens un rapport signal sur bruit optimal. Le dernier étage de l'enregistreur incorpore un filtre passe bande qui isole le signal ECG selon ces caractéristiques fréquentielles. L'enregistreur comporte en plus un filtre réjecteur à 50 Hz dont le rôle est d'éliminer les interférences du secteur.

Les résultats produits par les filtres analogiques ne sont pas suffisants. De nombreux travaux sont encore consacrés à la recherche des algorithmes destinés à la purification du signal ECG numérisé. Les algorithmes récents de filtrage sont à base de la transformation en ondelettes. Le filtrage se présente aussi comme une étape préliminaire incontournable pour la plupart des algorithmes de détection de complexes QRS. Il est de même pour la reconnaissance des potentiels tardifs.

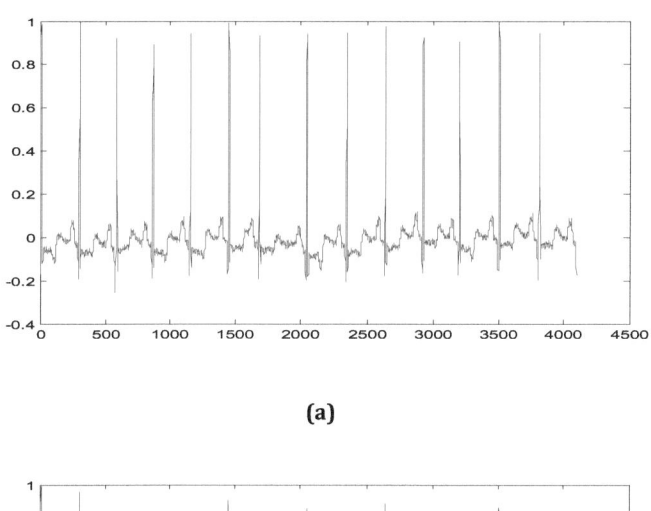

(a)

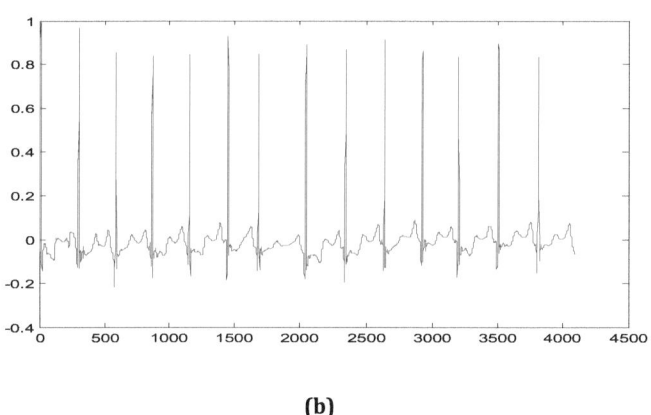

(b)

Fig.1.10. Effet du filtrage sur le signal ECG.

(a) : Signal ECG avant filtrage, **(b)** : Signal ECG après filtrage

I-4-2 Suppression de la ligne de base

Les mesures et les interprétations visuelles ou automatiques de l'électrocardiogramme dépendent fortement de la qualité des signaux enregistrés.

L'absence de la ligne de base est une condition fondamentale pour une haute qualité du signal.

On appelle ligne de base la ligne isoélectrique du cœur elle correspond au tracé qui serait observé sur un ECG si le cœur n'avait aucune activité électrique. Lorsque l'ECG est effectué en cabinet, ou pendant les périodes d'enregistrement nocturne du Holter, cette ligne est le plus souvent horizontale car le patient n'effectue aucun mouvement et le signal est peu perturbé par le bruit extérieur. En revanche, pendant la journée, les mouvements du patient modifient les positions relatives des électrodes, de sorte que cette ligne présente un tracé ondulé [10].

Pour l'analyse d'un enregistrement ECG, un œil exercé fait abstraction de cette ligne : elle est prise comme référence pour étudier la forme et la hauteur des différentes ondes cardiaques ; néanmoins, dans l'objectif d'un traitement automatique d'un tel signal, il est impératif de la repérer précisément pour fixer le « Zéro ».

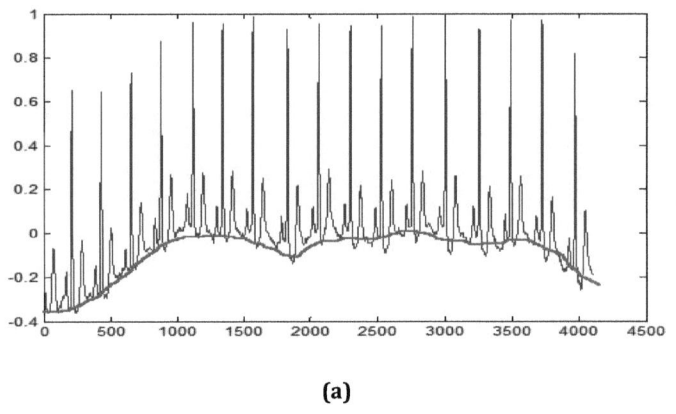

(a)

Fig.1.11. Pendant un enregistrement Holter, il est fréquent d'observer une forte variation de la ligne isoélectrique du cœur (ligne de base), variation principalement due aux mouvements du patient.

Les méthodes les plus souvent utilisées pour estimer les variations de la ligne de base sont développées à partir de filtres fréquentiels passe-bas : le filtre utilisé est un filtre médian non linéaire, avec une fenêtre rectangulaire. On obtient ainsi, après filtrage, un signal lissé ne présentant plus aucune trace de pics R. en effet, seules les variations très lentes sont conservées (variations du niveau isoélectrique) [11].

> ➤ Le filtre médian jouit d'une bonne réputation puisqu'il arrive à combiner à la fois une suppression efficace du bruit impulsionnelle (dans notre cas, les ondes du signal

ECG) et la conservation des détails suffisamment importants (dans notre cas, la ligne de basse). Ce filtre fait partie de ce que l'on appelle la classe des filtres de rang : la sortie de ce filtre est basée sur un tri des échantillons observés au voisinage de celui dont on détermine la réponse. Les filtres de rang sont généralement robustes, car ils sont insensibles aux valeurs extrêmes en entrée et ils ont la propriété intéressante de ne pas créer de valeur qui n'existe pas en entrée. Cependant, dans le cas de lignes fines, le filtre médian est trop sévère et élimine tout ou partie de ces détails entre autres parce que l'analyse qu'il effectue ne respecte pas les relations de voisinage entre ces éléments [12].

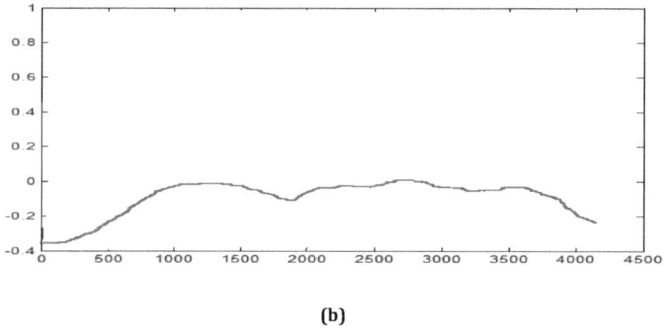

(b)

Fig.1.12. Signal filtré par un filtre passe-bas. Extraction de la ligne de base.

On soustrait ensuite ce signal (b) au signal original (a), ce qui équivaut à un filtrage passe-haut : le signal résultant de la soustraction n'est plus déformé, il ne contient plus les dérivations de la ligne de base (niveau isoélectrique presque constant).

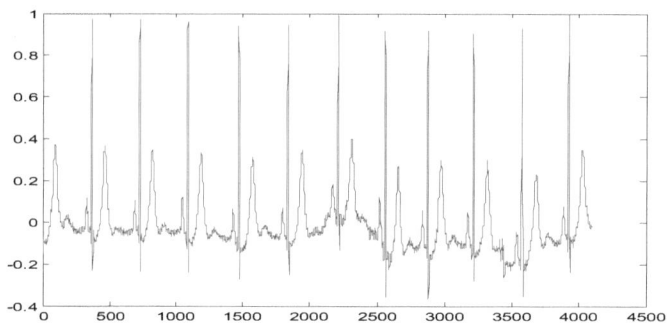

Fig.1.13. Suppression de la variation de la ligne isoélectrique du cœur (ligne de base)

I-4-3 Détection des ondes et paramétrisation

Les logiciels d'analyse des enregistrements Holter disponible aujourd'hui permettent déjà une analyse performante du rythme cardiaque : l'onde R de chaque battement (onde de plus grande amplitude de l'ECG, qui traduit la dépolarisation des cellules des ventricules cardiaques) est précisément repérée, ce qui permet de détecter les principaux troubles du rythme.

De plus l'analyse de la forme de l'onde R permet de distinguer les battements d'origine sinusale de ceux d'origine ventriculaire.

En revanche, excepté une étude de l'intervalle S-T (durée séparant le début de l'onde R et l'onde T qui traduit la repolarisation des cellules cardiaques) dans les dernières de Synetec de Ela médical, par exemple, les pathologies liées aux autres ondes cardiaques notamment l'onde P (onde de dépolarisation des oreillettes cardiaques) ne sont que mal détectées ou identifiées [13].

De manière générale, l'analyse d'un signal est habituellement composée de deux étapes : la première consiste à trouver une présentation du signal adaptée à la propriété recherchée : on exprime alors le signal original à l'aide de descripteurs, en effectuent une transformation du signal de l'espace d'enregistrement à l'espace des descripteurs. La seconde étape s'effectue dans ce deuxième espace : c'est l'analyse de la valeur des descripteurs pour déduire les propriétés recherchées, plus la seconde étape se voit simplifiée.

Dans la présente étude, nous nous sommes efforcés de construire un espace de descripteurs qui soit « compréhensible » par les médecins, c'est-à-dire d'exprimer le signal sous forme de descripteurs qui sont ceux habituellement utilisés par les cardiologues pour en faire l'analyse.

L'avantage de cette démarche est double :

- Tout d'abord, la seconde étape (l'analyse des descripteurs) peut se faire par application directe de la connaissance médicale, car celle-ci s'appuie directement sur la valeur de ces descripteurs.
- D'autre part, comme l'outil développé est destiné à constituer un outil d'aide au diagnostic, l'interaction entre le médecin et le programme doit être particulièrement simplifiée, et être aussi proche que possible de la démarche habituelle du médecin.

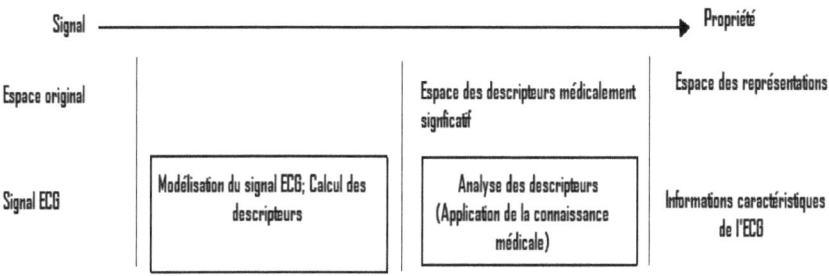

Fig.1.14. Construction des descripteurs médicalement significatifs, donc directement intelligibles par le médecin. La seconde étape d'analyse se traduit alors à une application de la connaissance experte sur ces descripteurs, pour obtenir les caractéristiques de l'ECG [13]

Cet algorithme est capable de détecter pour chaque battement cardiaque les ondes caractéristiques (c'est-à-dire essentiellement les ondes P, R et T) et de les caractériser par leur emplacement temporel, leur largeur et leur amplitude, qui sont les descripteurs de chaque onde caractéristique.

Ainsi, une anomalie de dépolarisation des oreillettes ou de transmission de cette dépolarisation aux ventricules se traduit par une modification d'un des descripteurs de l'onde P, par exemple une modification de son amplitude, ou une distance à l'onde R anormalement courte : de telles mesures, qui possèdent des significations physiologiques précises, peuvent facilement être introduites dans la détection automatique [13].

I-4-4 Classification des ondes

L'analyse du rythme et le diagnostic automatique des troubles rythmiques représentent un domaine particulier complémentaire de l'analyse du contour des ondes. La classification des complexes QRS et le dénombrement des différents types de morphologie sur un signal ECG restent une préoccupation en électrocardiographie. Les algorithmes de classification des complexes QRS procèdent d'abord à la détection ; des modèles mathématiques de ces complexes QRS sont ensuite élaborés ; cette modélisation permet de définir la mesure de similarité entre deux complexes. Dans [14], le modèle de QRS est un vecteur de 3N composantes et la mesure de similarité entre deux complexes i et j est une distance associée au produit scalaire défini par :

$$D(i,j) = \sum_{k=1}^{3N} \delta_k^{ij}$$

$$\begin{cases} \delta_k^{ij} = 0 \; ; & si \quad |x_k^i - x_k^j| \leq t_k \\ \delta_k^{ij} = 1 \; ; & si \quad |x_k^i - x_k^j| > t_k \end{cases} \qquad (1.1)$$

x_k^i est la k^{ieme} composante du vecteur représentative du complexe i

t_k est un seuil de tolérance lié au paramètre d'indice k.

Les trois premières fonctions d'Hermite sont utilisées pour la modélisation dans [15]. Les courbes de ces fonctions présentent des allures semblables à celles des complexes QRS monophasiques, biphasiques et triphasiques respectivement. On construit ainsi une base morphologique pour un espace de dimension 3 (espace des formes de QRS). Chaque complexe QRS est décomposé dans cette base. La mesure de dissimilarité entre 2 complexes est l'écart d'énergie normalisée de ces complexes. Les complexes QRS sont ainsi regroupés en classes. D'autres modèles des complexes QRS sont construits avec une base des six premières fonctions d'Hermite dans [16]. Un algorithme adaptatif de classification est appliqué à cette modélisation. Une autre modélisation des paramètres des complexes QRS à l'aide des fonctions d'Hermite est proposée dans [17] ; cette fois la classification est réalisée par l'algorithme d'entraînement, les réseaux SOM (self Organizing Map) qui s'auto organisent en fonction de la structure naturelle des données en classification. Senhadji et al proposent une reconnaissance des morphologies des complexes QRS à travers la décomposition dans des bases d'ondelettes. Une tentative de classification des ondes P du signal à partir des dérivations XYZ de Frank est proposée dans [18] : après détection des complexes QRS, des fenêtres de signal de durée 400 ms, précédant le début des QRS, sont retenues. Elles sont supposées contenir les ondes P. La classification des ondes P normales et anormales est utile pour établir des diagnostics sur les défauts de conduction des oreillettes.

I-5 CONCLUSION

Le signal ECG obtenus lors de l'enregistrement est généralement contaminé par différentes sources de bruits qui peuvent perturber les caractéristiques de phase et d'amplitude du signal utile d'où la nécessité d'un bon filtrage. Qui sera l'objectif du prochain chapitre.

Chapitre II :

FILTRAGE DU SIGNAL ECG PAR TRANSFORMEE EN ONDELETTES DISCRETE : RESULTATS ET COMPARAISON.

II-1 INTRODUCTION

L'analyse de Fourier est sans conteste l'un des outils les plus utiles de décomposition en bandes de fréquences permettant de donner une mesure des variations et des irrégularités des signaux. Toutefois, dés lors que l'on sort du cadre de la stationnarité des signaux, par exemple, pour mettre en évidence le comportement fréquentielle d'un signal biomédical (tel que l'ECG) au cours du temps, ou localiser des régimes transitoires, il est nécessaire d'abandonner la description exclusive temps ou fréquence et de passer à une représentation conjointe à la fois en temps et en fréquence. Dans ce cas, il est préférable de décomposer les signaux non stationnaires dont le contenu spectral varie en fonction du temps, en une combinaison linéaire de fonctions oscillantes ayant un support temporel limité, connues sous le nom des ondelettes. Cette décomposition fournit une représentation bidimensionnelle du signal, fonction du temps et d'un paramètre correspondant directement lié à la fréquence ou à la notion d'échelle. Les transformées temps fréquence et les transformées temps échelle diffèrent l'une de l'autre par le type de construction analysantes, ainsi que leur résolution d'analyse. La transformée de Fourier à Court Terme (TFCT) constitue une solution temps fréquence alors que la transformée en ondelettes continue (TOC) constitue une solution temps échelle [19].

II-2 TRANSFORMEE DE FOURIER A COURT-TERME (TFCT)

L'analyse de Fourier règne sur le traitement des signaux stationnaires [20] mais elle est incapable d'étudier correctement les signaux non stationnaires tel que le signal de parole, ceci à cause de leurs caractéristiques complexes (statistiques, fréquentielles, temporelles) et que toute notion de localisation temporelle est absente dans la définition de la transformation de Fourier d'un signal. Une solution à ce problème consiste à limiter le domaine d'intégration temporel moyennant une fenêtre (ayant une longueur fixe) que l'on fait glisser dans le but d'explorer le signal [21].

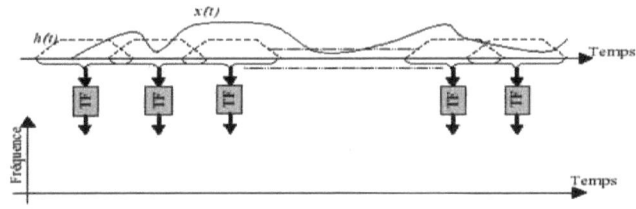

Fig.2.1. Le principe de la TFCT [22]

La transformée de Fourier à court terme (TFCT), (Fig.2.1) permet la décomposition du signal sur une famille de fonctions $g_{u,\xi}(t)$ appelés atomes temps fréquence, qui sont tous construits à partir d'une même fonction fenêtre réelle et paire $g(t)$ par translation temporelle u et modulation fréquentielle ξ.

$$TFCT(x)(u,\xi) = \int_{-\infty}^{+\infty} x(t) g_{u,\xi}^*(t) dt = \int_{IR} x(t) g(t-u) e^{-i\xi \cdot t} dt \qquad (2.1)$$

II-2-1 La résolution temps-fréquence

Dans l'analyse fréquentielle localisée, on ne peut pas trouver de fonction qui soit à support limité simultanément dans les deux domaines. Mieux encore, plus une fonction est concentrée dans un domaine, plus elle est étalée dans le domaine dual. Ces constatations sont quantifiées par les relations d'incertitude, appelées ainsi en référence aux relations d'incertitude Gabor Heisenberg. Cette incertitude, pour limitante qu'elle soit, fait aussi la substance et la valeur d'analyse temps fréquence : Il revient à l'utilisateur de décider quelle est la part de précision temporelle et de précision fréquentielle.

Dans le cas de la transformée de Fourier à Court Terme (TFCT), le coefficient ne décrit pas le contenu du signal strictement à l'instant u et à la fréquence ξ, dans la mesure où pour évaluer le contenu spectral pour une date choisie, il faut nécessairement observer le signal sur un horizon non nul autour de cette date. L'atome d'analyse $g_{u,\xi}(t)$ est ainsi caractérisé par ses extensions conjointes temporelle σ_t et fréquentielle σ_w, celles ci étant définies, pour une fonction $g(t)$ au voisinage de u et ξ par les équations (2.2) et (2.3).

$$\sigma_t^2 = \frac{1}{\|g\|^2} \int_{-\infty}^{+\infty} (t-u)^2 |g(t)|^2 dt \qquad (2.2)$$

$$\sigma_{\hat{\omega}}^2 = \frac{1}{\|\hat{g}\|^2} \int_{-\infty}^{+\infty} (\omega-\xi)^2 |\hat{g}(\omega)|^2 d\omega \qquad (2.3)$$

Où $\hat{g}_{u,\xi}(w)$ définie la transformée de Fourier de $g_{u,\xi}(t)$.

Les résolutions temporelles et fréquentielle ne sont pas modifiées par l'action des opérateurs de translation. Il est alors naturel de représenter, en termes de résolution, le plan temps fréquence pavé de cellules élémentaires $\sigma_t \times \sigma_w$, de taille et de forme constante quelle que soit la fréquence analysée. La surface du rectangle ne peut pas être arbitrairement petite [20] :

$$\sigma_t \times \sigma_w \geq \frac{1}{2} \qquad (2.4)$$

La transformée de Fourier à court terme fournit donc une résolution uniforme dans le plan temps fréquence : une résolution temporelle faible est liée à la détection des basses fréquences alors que la détection des hautes fréquences du signal peut se faire avec une résolution temporelle supérieure mais ces deux résolutions doivent varier en sens inverse afin de conserver un produit constant pour un pavage énergétiquement régulier du plan temps-fréquence. Ceci doit ramener à une utilisation rationnelle de ce plan par la réalisation dans tous les cas du meilleur compromis possible entre la résolution temporelle et fréquentielle [21].

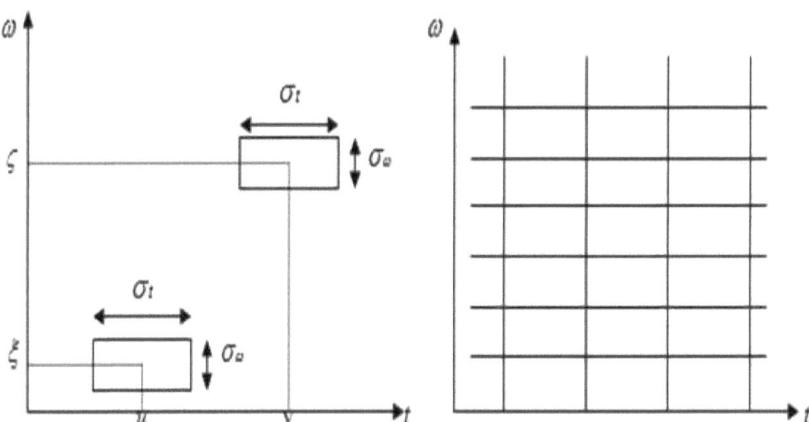

Fig.2.2. (a) deux boîtes de Heisenberg centrées en (u, ξ) et (v, ς) représentant la distribution en énergie de deux atomes temps-fréquence. (b) pavage temps fréquence uniforme pour la TFCT

La figure 2.2 montre le pavage uniforme du plan temps-fréquence à l'aide des boites de Heisenberg.

II-3 LA TRANSFORMEE EN ONDELETTES

II-3-1 La Transformée en Ondelettes Continue (TOC)

Pour palier la limitation de la résolution temps fréquence du TFCT, la même démarche a été reprise en choisissant une fonction ψ (de moyenne nulle, centrée au voisinage de 0 et d'énergie finie) appelée ondelette mère, différente de g. Pour faire varier l'étude temporelle et fréquentielle, la construction de la famille $\psi_{u,s}$ ($u \in IR, s \in IR_+^*$) est faite en translatant et en dilatant ψ [23].

$$\psi_{u,s}(t) = \frac{1}{\sqrt{s}} \psi(\frac{t-u}{s}) \qquad (2.5)$$

Tout signal $x(t)$ à énergie finie, s'écrit donc comme une combinaison linéaire des ondelettes $\psi_{u,s}$. Les coefficients de cette combinaison sont à un facteur de normalisation prés, les produits scalaires:

$$TOC(x)(u,s) = \int_{-\infty}^{+\infty} x(t)\psi_{u,s}^*(t)dt = \int_{-\infty}^{+\infty} x(t)\frac{1}{\sqrt{s}}\psi^*(\frac{t-u}{s})dt \qquad (2.6)$$

Ces coefficients mesurent, en un certains sens, les fluctuations du signal $x(t)$ autour du facteur de translation u et le facteur d'échelle s [24]. Si l'ondelette mère ψ satisfait à la condition d'admissibilité :

$$C_\psi = \int_{-\infty}^{+\infty} |\hat{\psi}(\omega)|^2 \frac{d\omega}{|\omega|} < \infty \qquad (2.7)$$

Alors le signal $x(t)$ peut-être restitué sans perte d'information [25] en utilisant la formule de reconstruction suivante:

$$x(t) = \frac{1}{C_\psi} \iint TOC(x)(u,s)\psi_{u,s}(t)\frac{duds}{s^2} \qquad (2.8)$$

II-3-1-1 La résolution temps-fréquence

Comme l'ondelette mère ψ est centrée au voisinage de 0 alors $\psi_{u,s}$ est centrée au voisinage de u. Dans le cas où ψ possède une fréquence centrale ξ alors la fréquence centrale de l'atome $\psi_{u,s}$ est $\frac{\xi}{s}$. L'écart type en temps est proportionnel à s et l'écart type en fréquence est inversement proportionnel à s [20] de telle sorte que les boîtes d'Heisenberg possèdent la même surface $\sigma_t \times \sigma_w$. La figure 2.3 illustre un exemple de boîtes de Heisenberg d'atomes.

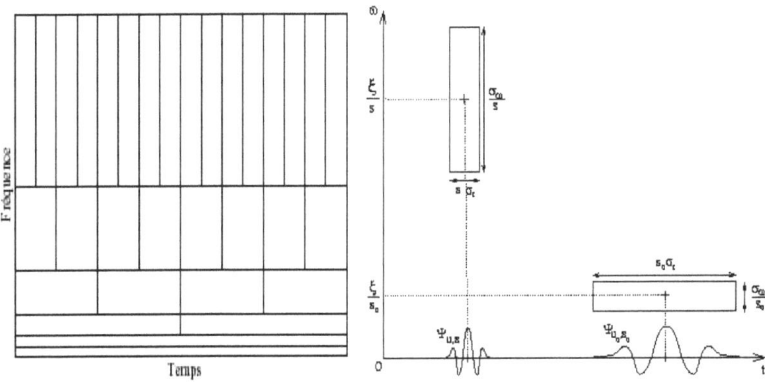

Fig.2.3. Pavage temps-fréquence de la transformée en ondelettes [26]

La figure 2.3 illustre le pavage non uniforme du plan temps-fréquence à l'aide des boites de Heisenberg.

La transformée en ondelettes continue travaille donc à résolution fréquentielle relativement constante. Cela implique, une bonne résolution temporelle et une mauvaise résolution fréquentielle pour les hautes fréquences (s petit) et une mauvaise résolution temporelle et une bonne résolution fréquentielle pour les basses fréquences (s grand). En termes de pavage temps échelle, cela se traduit par des pavés élémentaires qui se déforment lorsque l'échelle d'analyse varie, leur surface demeurant constante. Dans cette représentation, chaque cellule correspond à la résolution d'analyse pour le point du plan situé en son centre, les lignes horizontales délimitant les bandes passantes des filtres associés. Le tableau 2.1 résume la variation de la précision fréquentielle et temporelle en fonction du facteur d'échelle.

Tab 2-1 : Variation de la précision en temps et en fréquence du facteur d'échelle

Facteur d'échelle	Fréquence	Précision en temps	Précision en fréquence
Faible	haute	Elevée	faible
Elevé	basse	Faible	élevée

II-3-2 La Transformée en Ondelettes Discrète (TOD)

La transformée en ondelettes continue d'un signal $x(t)$ est une représentation très redondante. Il est possible de réduire cette redondance en remplaçant la famille continue d'ondelettes par une famille indexées par des variables de temps et d'échelle discrètes. On obtient alors ce qu'on appelle transformée en ondelettes discrète (TOD) dans laquelle la redondance est généralement toujours présente, mais réduite [27]. En choisissant $s=s_0^j$ et $u=ku_0 s_0^j$ avec $s_0 > 0$, $u_0 > 0$ et j et k sont deux entiers relatifs, la transformée en ondelettes discrète d'un signal $x(t)$ peut être décrite par :

$$TOD(x)(j,k) = s_0^{-j/2} \int_{-\infty}^{+\infty} x(t)\psi^*(s_0^{-j}t - ku_0)dt \qquad (2.9)$$

La transformée en ondelettes discrète se caractérise par les deux éléments suivants:

- **Une fonction ondelette d'analyse :** Le choix de la fonction ondelette d'analyse se base sur la condition d'admissibilité définie précédemment (Eq.2.7). De plus, pour des applications où la reconstruction est indispensable, cette fonction ondelette doit vérifier une condition supplémentaire d'orthogonalité ou de bi-orthogonalité [22].

- **Le réseau d'échantillonnage temps échelle :** Il est caractérisé par la grille $\Gamma = \{(ku_0 s_0^j, s_0^j)_{j,k \in Z}, s_0 > 0, u_0 > 0\}$. Sur le plan théorique n'importe quel réseau d'échantillonnage peut-être choisi, mais en pratique on utilise un réseau d'échantillonnage dyadique $\Gamma_D = \{(k2^j, 2^j)\}_{j,k \in Z}$ pour assurer la reconstruction parfaite du signal [54].

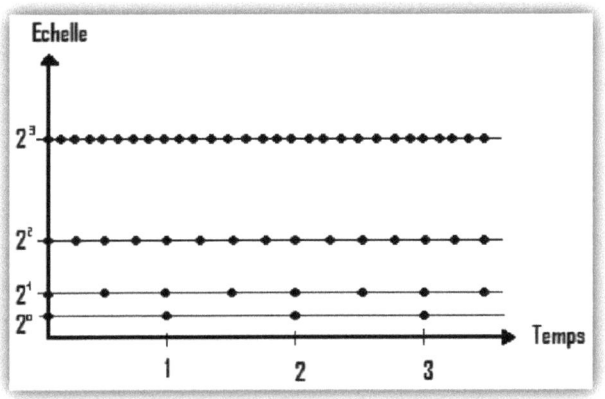

Fig.2.4. Réseau d'échantillonnage dyadique dans le plan temps-échelle [22]

La figure 2.4 représente le réseau d'échantillonnage dyadique dans le plan temps-échelle associé à la transformée en ondelettes dyadique. On remarque que dans ce réseau, lorsqu'on passe d'un niveau d'échelle au niveau plus haut qui le suit, le nombre d'échantillons est multiplié par 2. Ce choix ($u_0 = 1$ et $s_0 = 2$) permet de définir la transformée en ondelettes dyadique d'un signal $x(t)$:

$$TOD(x)(j,k) = \frac{1}{2^{j/2}} \int_{-\infty}^{+\infty} x(t) \psi^*(\frac{t - k \cdot 2^j}{2^j}) dt \qquad (2.10)$$

Le signal est reconstruit selon la formule suivante [28] :

$$x(t) = \sum_j \sum_k \langle x, \psi_{j,k} \rangle \psi_{j,k}(t) \qquad (2.11)$$

avec $\quad \psi_{i,j}(t) = \frac{1}{2^{j/2}} \psi(\frac{t - k \cdot 2^j}{2^j})$

II-3-2-1 La notion de détail et d'approximation

Le principe de base de la TOD, consiste à séparer le signal en deux composantes, une représente l'allure générale du signal et l'autre représente ses détails. L'allure générale d'une fonction est représentée par ses basses fréquences et les détails sont représentés par ses hautes fréquences. Dans le but de faire la séparation entre les deux, on a besoin alors d'une paire de filtres : un filtre passe-bas qui a pour rôle d'obtenir l'allure générale que l'on appelle aussi approximation ou moyenne, et un filtre passe-haut qui a pour rôle d'estimer ses détails, c'est-à-dire les éléments qui varient rapidement. Il est nécessaire que ces deux filtres soient complémentaires, pour ne pas perdre d'information : les fréquences coupées par l'un doivent être conservées par l'autre. On dit que les deux filtres forment une paire de filtres miroirs en quadrature [29].

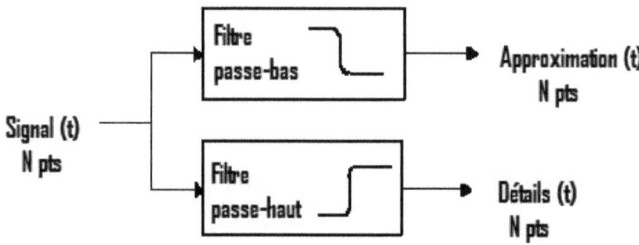

Fig.2.5. Décomposition d'un signal en un signal d'approximation et un signal de détails [29]

La figure 2.5 représente la décomposition d'un signal à N échantillons en deux signaux d'approximation et de détails de même taille et ceci en utilisant un banc de filtre passe bas et passe haut. Si on s'arrête là, alors la quantité d'information est multipliée par 2. En effet, si le signal à traiter admet N points alors chacun des signaux d'approximation et de détails fera également N points donc en tout soit $2N$ points. Pour y remédier, le filtre passe-bas est choisi de telle sorte que sa fréquence de coupure soit $F_e/4$, où F_e est la fréquence d'échantillonnage du signal. Un filtre passe-haut orthogonal au filtre passe-bas, peut être calculé facilement. En sous-échantillonnant d'un facteur 2 chaque signal, i.e. le signal d'approximation et le signal de détails, on se ramène à deux signaux de longueur $N/2$, soit N points en tout : pas de changement dans la quantité d'information. Une étape élémentaire de la TOD est représentée par la figure 2.6 [29].

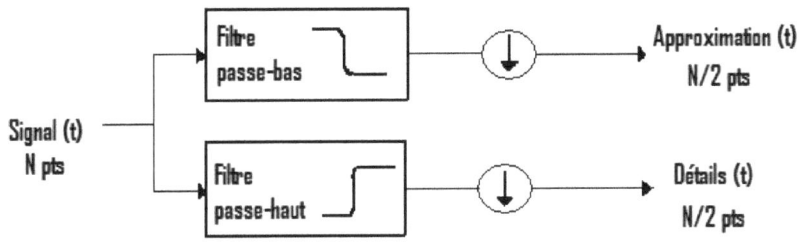

Fig.2.6. Cellule de décomposition [29]

Où le symbole ⊥ désigne l'opération de sous-échantillonnage : on ne prend qu'un point du signal sur deux.

II-3-3 L'analyse multirésolution

Une paire de filtres complémentaires, l'un passe-bas et l'autre passe-haut, permet de transformer un signal de longueur N en deux signaux de longueur $N/2$: l'un représentant la tendance du signal et appelé approximation, l'autre représentant ses détails. On dit que l'on est passé à une résolution inférieure. On peut répéter l'opération de filtrage sur le signal d'approximation, dans le but d'accéder à une résolution encore inférieure, et ainsi de suite. Notez bien que, pour la TOD, seuls les signaux d'approximation sont de nouveau décomposés. Les signaux de détails issus du filtrage passe-haut sont laissés de côté à chaque pas. A chaque itération, on divise la résolution par 2 [29]. Comme pour la transformée en ondelettes continue, il est intéressant pour de nombreuses applications de pouvoir reconstruire le signal à partir des coefficients d'ondelettes (i.e. les signaux d'approximation et de détails). Cette opération est appelée reconstruction ou synthèse. Pour revenir à un signal de langueur N, on effectue un sur-échantillonnage du signal d'un facteur 2 à chaque itération, avant l'opération de filtrage. Pour cela, il suffit de doubler à chaque pas la longueur de l'approximation et du détail en introduisant un zéro entre chaque échantillon. Ainsi on passe de l'approximation A_j à l'approximation A_{j-1} par l'opération suivante :

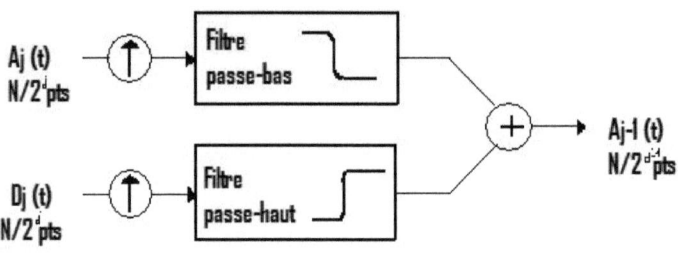

Fig.2.7. Cellule de reconstruction [29]

Où le symbole ⇑ représente l'opération qui consiste à insérer un zéro entre chaque échantillon afin de doubler sa longueur. Pour reconstruire le signal original à partir d'un niveau de décomposition donné, il suffit d'itérer cette suite d'opérations de sur-échantillonnage / filtrage. On reconstruit ainsi récursivement tous les signaux d'approximation à partir du signal d'approximation à la résolution inférieure et du signal de détails [29].

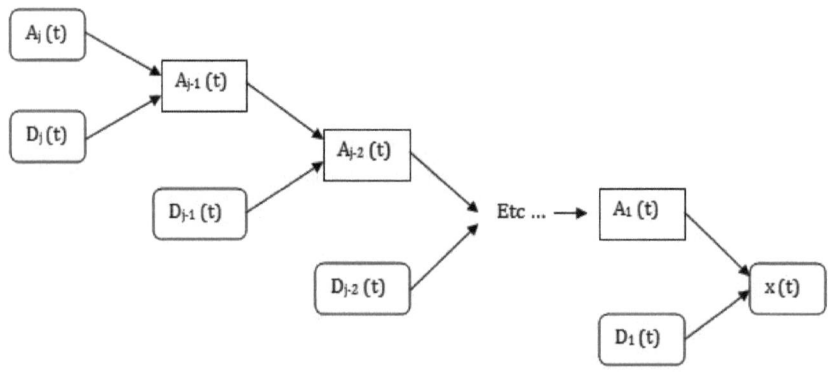

Fig.2.8. Reconstruction du signal $x(t)$ [29]

Les coefficients d'approximation $A_j(t)$ et de détail $D_j(t)$ sont définis comme suit :

$$A_j(t)=\sum_{k}\langle x,\phi_{j,k}\rangle\phi_{j,k}(t) \quad (2.12)$$

$$D_j(t)=\sum_{n}\langle x,\psi_{j,k}\rangle\psi_{j,k}(t) \quad (2.13)$$

Avec $\phi_{j,k}$ et $\psi_{j,k}$ sont les versions translatées et dilatées de la fonction d'échelle ϕ et de l'ondelette mère ψ.

II-3-4 Le choix de l'ondelette

Le choix de l'ondelette [29] peut être délicat, mais il est très important car il conditionne la qualité des résultats obtenus. Ce choix peut être guidé par:

- un bon compromis de résolution temps / fréquence,
- ses propriétés mathématiques : moments nuls, régularité, taille du support ...
- une forme proche d'un motif que l'on veut mettre en évidence dans le signal sans en connaître exactement l'échelle.

Chaque type d'ondelette mère possède ses caractéristiques propres (forme, régularité, moments nuls, extension temps fréquence, etc.). On choisira donc telle ou telle ondelette analysante en fonction de ce que l'on veut mettre en valeur dans le signal.

Les ondelettes orthogonales sont les premières ondelettes qui sont apparus dans les travaux de Meyer et Mallat. Un certain nombre de familles orthogonales habituellement utilisées tel que les ondelettes de Daubechies. Les familles d'ondelettes non orthogonales sont appelées les ondelettes biorthogonales. En effet le préfixe « bi » rappelle que deux bases d'ondelettes sont utilisées, une est destinée à la décomposition et une à la reconstruction [30].

II-3-4-1 L'ondelette de Haar

Le premier exemple des ondelettes orthogonales, est l'ondelette de Haar. Elle est assez classique [30]. L'ondelette mère est donnée par :

$$\psi(x) = \begin{cases} -1 & \text{si } 0 \leq x \leq 0.5 \\ 1 & \text{si } 0.5 < x \leq 1 \end{cases} \quad (2.14)$$

II-3-4-2 L'ondelette de Daubechies

Ces ondelettes, spécialement adaptées à l'analyse multirésolution, ne sont pas symétriques et possèdent un support compact [30]. La figure.2.9 représente les fonctions d'ondelettes pour différent moments nuls. Il existe d'autres ondelettes qui appartiennent au système de Daubechies dont les plus importants sont : les ondelettes de Symlets et les ondelettes de Coiflets.

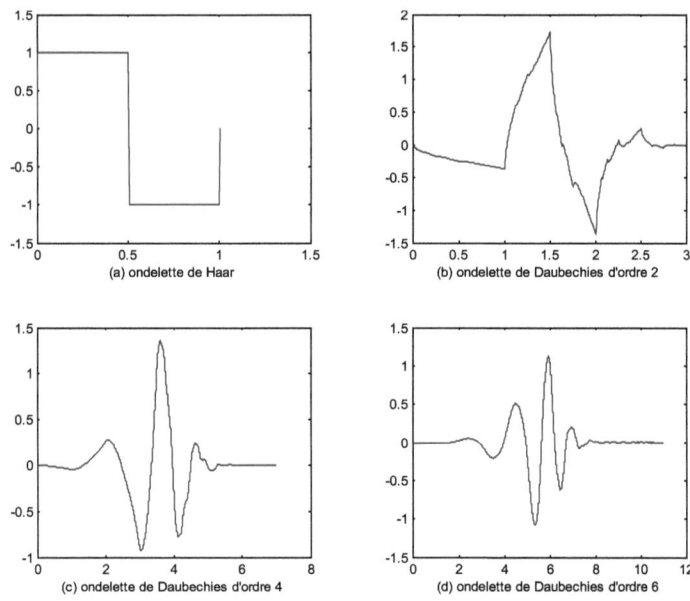

Fig.2.9. Quelques exemples d'ondelettes (a) ondelette de Haar, (b) ondelette de Daubechies d'ordre 2, (c) ondelettes de Daubechies d'ordre 4, (d) ondelette de Daubechies d'ordre 6.

L'objectif de ce chapitre est d'appliquer la technique de la transformée en ondelette sur les signaux ECG. Le choix de l'ondelette peut être délicat, mais il est très important car il conditionne la qualité des résultats obtenus. On à choisi d'appliquer au premier lieu la technique de la **transformée en ondelette discrète** (TOD) sur deux signaux ECG réels, puis la technique de la **transformée en ondelette avancée** (TOA) par translation invariante sur les mêmes signaux, afin de pouvoir comparer ces deux techniques et de choisir la meilleure d'entre eux.

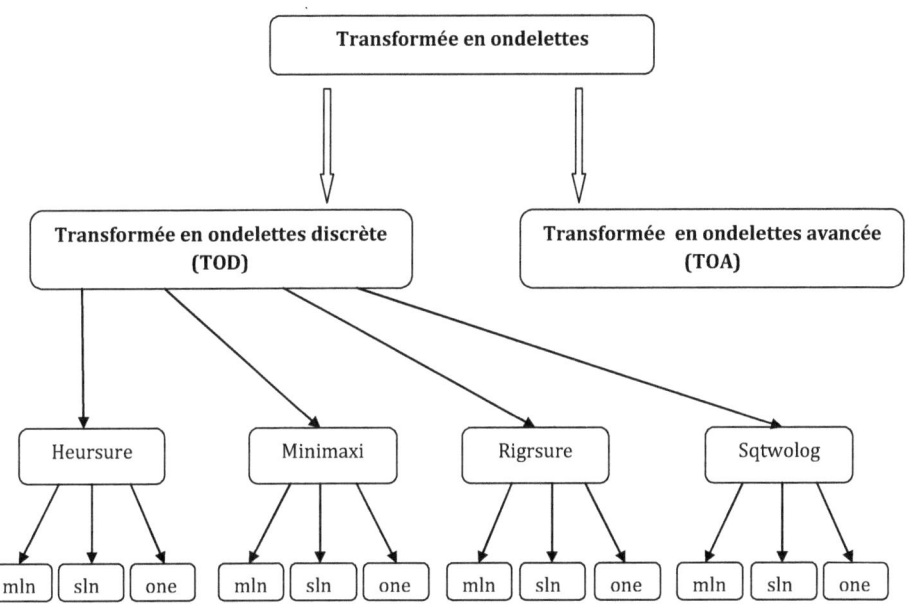

Fig.2.10. Les deux méthodes choisies pour le filtrage

II-4 EVALUATION DE LA METHODE UTILISANT LA TRANSFORMEE EN ONDELETTES DISCRETE (TOD)

L'évaluation de notre technique proposée, est effectuée en comparant le rapport signal sur bruit (SNR) du signal filtré à celui du signal ECG initial ; Ainsi que de calculer l'erreur quadratique moyenne (ERR). Ceci prouve la nécessité du filtrage.

On appliquera cette technique sur cinq signaux ECG réels (ECG1, ECG2, ECG3, ECG4 et ECG5) afin d'avoir une meilleure comparaison.

ANALYSE ET TRAITEMENT DES SIGNAUX ELECTROCARDIOGRAMMES

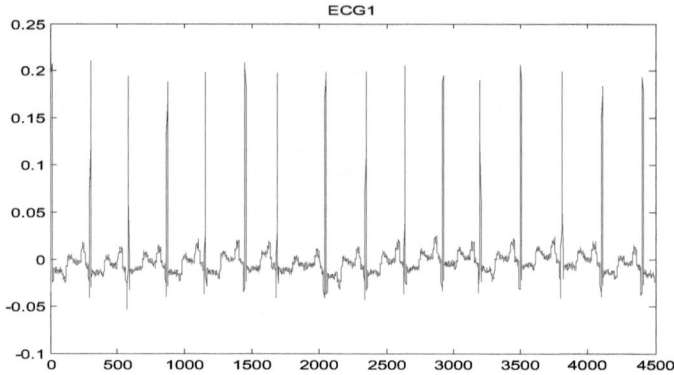

Fig.2.11. Illustration du signal ECG1

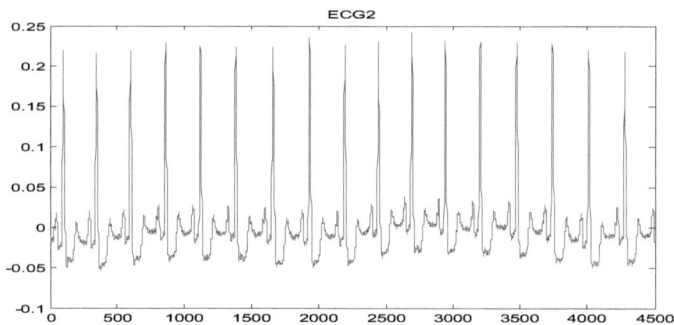

Fig.2.12. Illustration du signal ECG2

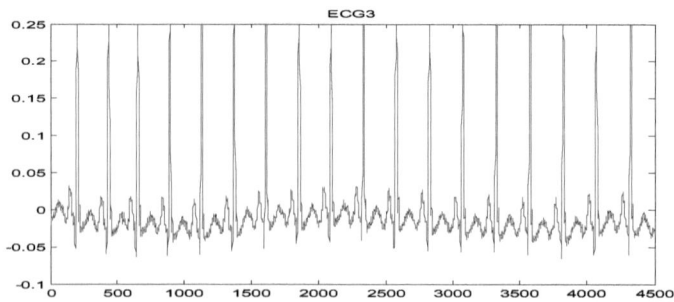

Fig.2.13. Illustration du signal ECG3

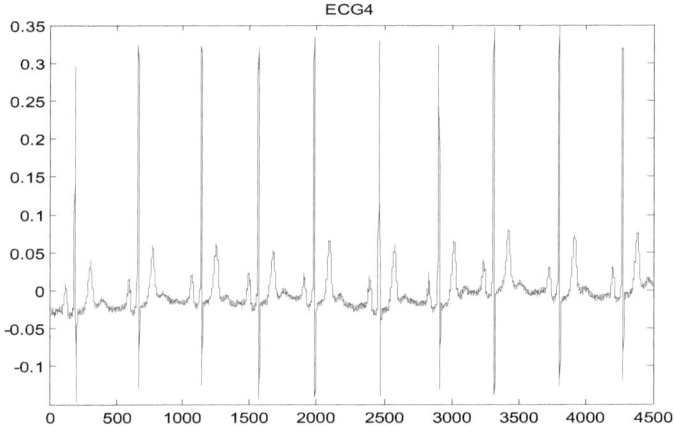

Fig.2.14. Illustration du signal ECG4

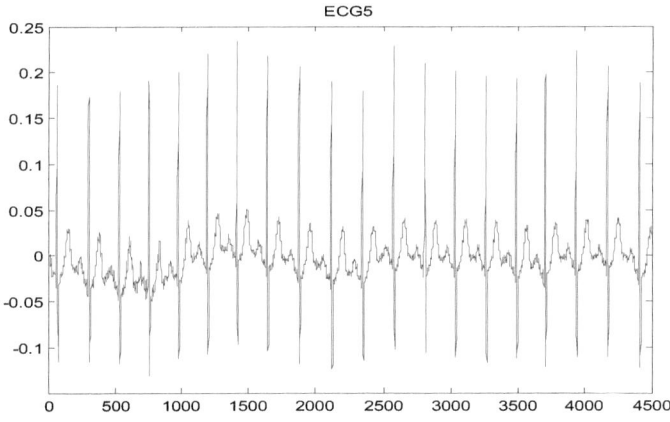

Fig.2.15. Illustration du signal ECG5

II-4-1 Calcul du rapport signal sur bruit (SNR)

Le rapport signal sur bruit est une mesure objective de la qualité du signal filtré et est défini comme suit :

$$SNR = 10 \cdot \log_{10}\left[\frac{\sum_n s^2(n)}{\sum_n [s(n)-\hat{s}(n)]^2}\right] \qquad (2.15)$$

Où s et $\hat{s}$ sont respectivement le signal propre et le signal filtré.

Dans les tab 2-1, 2-2, 2-3, 2-4, 2-5, sont reportés les résultats de calcul du rapport signal sur bruit, SNR calculé pour les quatre arguments ('heursure', 'minimaxi', 'rigrsure' et 'sqtwolog') de la technique (TOD). Pour chacun de ces arguments on applique trois autres arguments ('mln', 'sln', 'one').

- **Sqtwolog** : le seuil de forme fixé égal à $\sqrt{2.Log(n)}$.
- **Rigrsure** : choix du seuil en utilisant le principe de l'estimé non biaisé de Stein.
- **Heursure** : choix du seuil en utilisant une mixture des deux premières options.
- **Minimaxi** : choix du seuil en utilisant le principe minimaxi.

- **One** : model basique.
- **Sln** : model basique avec un bruit gradué.
- **Mln** : model basique avec un bruit coloré.

Tab 2-1 : Résultats du SNR pour le signal ECG1

SNRi (dB)	Signal ECG1											
	SNRf											
	heursure			minimaxi			rigrsure			Sqtwolog		
	mln	sln	one	mln	sln	one	mln	sln	one	mln	sln	one
-5	2.07	1.65	0.04	2.62	2.41	0.04	**2.90**	0.9	0.6	1.29	2.34	0.6
0	5.80	6.24	1.27	6.45	6.57	1.27	**7.23**	3.66	1.85	4.22	6.31	1.85
5	10.57	9.62	1.73	10.37	10.77	1.73	**11.78**	8.36	2.32	7.59	10.32	2.32
10	14.73	13.88	1.88	14	14.95	1.88	**15.77**	13	2.47	11.02	14.14	2.47

Tab 2-2 : Résultats du SNR pour le signal ECG2

SNRi (dB)	Signal ECG2											
	SNRf											
	heursure			minimaxi			rigrsure			Sqtwolog		
	mln	sln	one	mln	sln	one	mln	sln	one	mln	sln	one
-5	2.5	2.41	2.44	2.74	2.85	2.44	2.52	-0.7	2.77	2.77	**2.91**	2.77
0	6.56	6.89	5.05	7.05	**7.46**	4.95	6.85	4.17	5.23	5.24	6.68	5.23
5	**12.02**	11.44	6.19	10.69	11.81	6.19	11.62	8.92	6.43	7.92	10.72	6.43
10	15.96	15.8	6.67	13.96	15.94	6.67	**15.98**	13.5	6.9	10.87	14.38	6.89

Tab 2-3 : Résultats du SNR pour le signal ECG3.

SNRi (dB)	Signal ECG3											
	SNRf											
	heursure			minimaxi			rigrsure			Sqtwolog		
	mln	sln	one	mln	sln	one	mln	sln	one	mln	sln	one
-5	3.23	3.47	3.21	3.3	3.91	3.21	**4.43**	-0.21	4.26	4.26	4.6	4.26
0	5.94	7.91	5.21	6.77	8.12	5.21	**8.56**	4.33	6.58	6.67	8.11	6.58
5	11.89	11.51	6.1	10.45	12.13	6.1	**12.74**	9.28	7.68	8.56	11.75	7.68
10	14.79	14.64	6.42	13.52	15.81	6.42	**16.62**	14.32	8.09	11.66	14.9	8.09

Tab 2-4 : Résultats du SNR pour le signal ECG4

SNRi (dB)	Signal ECG4											
	SNRf											
	heursure			minimaxi			rigrsure			Sqtwolog		
	mln	sln	one	mln	sln	one	mln	sln	one	mln	sln	one
-5	1.87	2.77	1.03	2.54	3.2	1.03	**3.77**	-0.34	1.38	2.16	3.57	1.38
0	5.3	7.65	2.13	7.45	7.45	2.13	**8.1**	4.61	2.43	5.69	7.49	2.43
5	11.77	9.67	2.54	11.7	11.7	2.54	**12.2**	9.05	2.82	9.1	11.26	2.82
10	15.39	14.26	2.68	15.8	15.8	2.68	**16.04**	14.2	2.95	11.97	14.88	2.15

Tab 2-5 : Résultats du SNR pour le signal ECG5

SNRi (dB)	Signal ECG5										
	SNRf										
	heursure			minimaxi			rigrsure			Sqtwolog		
	mln	sln	one	mln	sln	one	mln	sln	one	mln	sln	one
-5	1.75	2.21	1.05	2.3	2.85	1.05	**3.31**	-0.69	1.05	1.06	2.15	1.05
0	5.91	7.14	2.15	5.49	6.69	2.15	**7.42**	4.1	2	3.29	5.41	2
5	11.09	9.47	2.57	8.88	10.66	2.57	**11.6**	8.94	2.36	6.42	8.98	2.36
10	14.19	13.8	2.71	12.36	14.44	2.71	**15.24**	13.91	2.47	9.59	12.73	2.47

Ces résultats ont bien montrés que la technique proposée améliore le rapport signal sur bruit après filtrage (sauf pour quelques cas lorsqu'on utilise l'argument 'one').

Les figures 2-16, 2-17, 2-18 et 2-19, illustrent la variation du SNR final (SNRf) en fonction du SNR initial (SNRi).

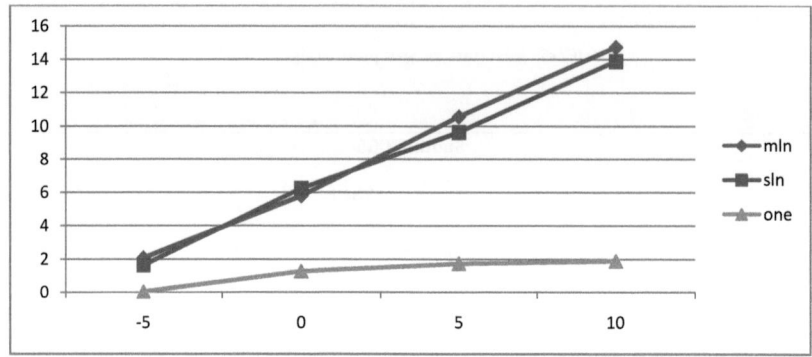

Fig.2.16. SNRf vs SNRi (heursure, ECG1)

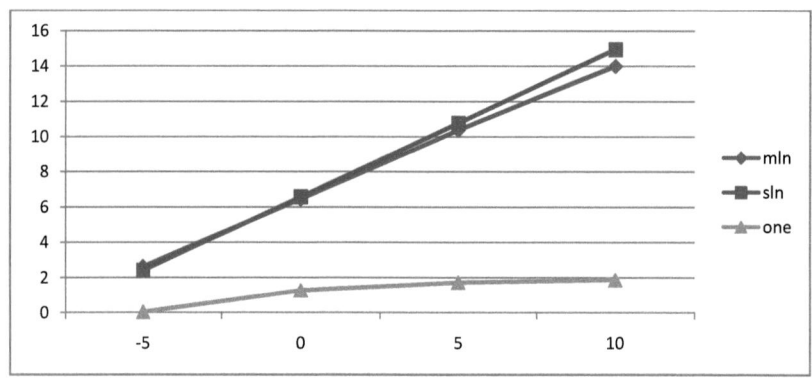

Fig.2.17. SNRf vs SNRi (minimaxi, ECG1)

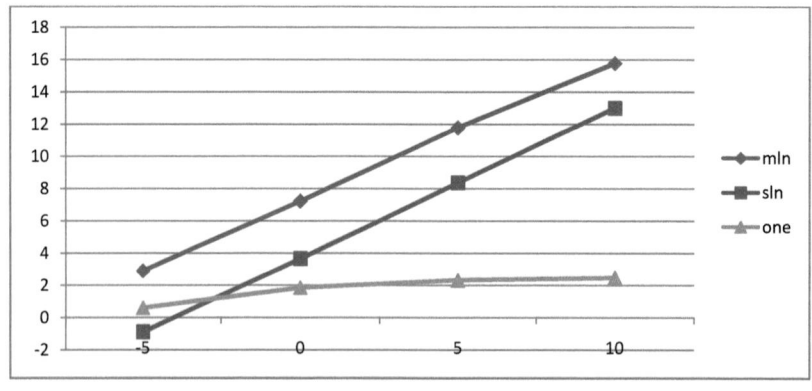

Fig.2.18. SNRf vs SNRi (rigrsure, ECG1)

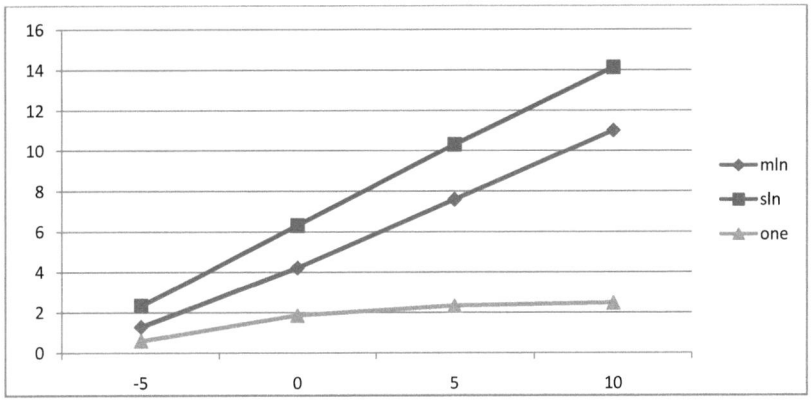

Fig.2.19. SNRf vs SNRi (sqtwolog, ECG1)

Ces figures montrent clairement qu'il y'a une forte concurrence entre les arguments 'mln' et 'sln' par contre l'argument 'one' est loin d'être bon.

II-4-2 Calcul de l'erreur quadratique moyenne (EQM)

Le calcul d'erreur quadratique moyenne(EQM) est une mesure objective, la qualité du signal reconstruit est définie comme suit :

$$EQM \equiv E((\widehat{\theta} - \theta)^2) \qquad (2.16)$$

Avec ;   - $\widehat{\theta}$: le signal ECG après filtrage.

- θ : le signal ECG avant filtrage.

- E : Espérance mathématique.

Dans les tab 2-6, 2-7, 2-8, 2-9 et 2-10, serons reportés les résultats de calcul de l'erreur quadratique moyenne, EQM calculée pour les quatre arguments ('heursure', 'minimaxi', 'rigrsure' et 'sqtwolog') de la technique (TOD). Pour chacun de ces arguments on applique trois autres arguments ('mln', 'sln', 'one').

Tab 2-6 : Résultats de l' Erreur pour le signal ECG1

SNRi (dB)	Signal ECG1											
	ERR * 10⁻⁴											
	heursure			minimaxi			rigrsure			Sqtwolog		
	mln	sln	one	mln	sln	one	mln	sln	one	mln	sln	one
-5	5.35	5.91	8.55	4.72	4.95	8.55	**4.43**	11	7.52	6.42	5.04	7.52
0	2.26	2.05	6.45	1.95	1.90	6.45	**1.63**	3.71	5.63	3.27	2.02	5.63
5	0.75	0.94	5.80	0.79	0.72	5.80	**0.57**	1.26	5.05	1.50	0.80	5.05
10	0.29	0.35	5.60	0.34	0.27	5.60	**0.22**	0.42	4.88	0.68	0.33	4.88

Tab 2-7 : Résultats de l'Erreur pour le signal ECG2

SNRi (dB)	Signal ECG2											
	ERR * 10^{-4}											
	heursure			minimaxi			rigrsure			Sqtwolog		
	mln	sln	one	mln	sln	one	mln	sln	one	mln	sln	one
-5	12	12	13	12	12	13	12	26	12	12	**11**	12
0	4.85	4.50	7.02	**4.33**	3.94	7.02	4.54	8.4	6.59	6.58	4.72	6.59
5	**1.38**	1.57	5.28	1.87	1.49	5.28	1.51	2.81	5	3.59	1.86	5
10	0.56	0.57	4.73	0.88	0.56	4.73	**0.55**	0.98	4.4	1.79	0.8	4.5

Tab 2-8 : Résultats de l'Erreur pour le signal ECG3

SNRi (dB)	Signal ECG3											
	ERR * 10^{-4}											
	heursure			minimaxi			rigrsure			Sqtwolog		
	mln	sln	one	mln	sln	one	mln	sln	one	mln	sln	one
-5	16	15	16	15	13	16	12	35	12	12	**11**	12
0	8.4	5.33	9.94	6.94	5.08	9.94	**4.6**	12	7.25	7.09	5.1	7.25
5	2.13	2.33	8.1	2.97	2.01	8.1	**1.75**	3.89	5.63	4.59	2.2	5.63
10	1.09	1.13	7.52	1.46	0.86	7.52	**0.71**	1.22	5.12	2.24	1.06	5.12

Tab 2-9 : Résultats de l'Erreur pour le signal ECG4

SNRi (dB)	Signal ECG4											
	ERR * 10⁻⁴											
	heursure			minimaxi			rigrsure			Sqtwolog		
	mln	sln	one	mln	sln	one	mln	sln	one	mln	sln	one
-5	13	11	16	12	9.93	16	**8.7**	23	15	13	9.13	15
0	6.13	3.56	13	3.73	3.73	13	**3.21**	7.19	12	5.59	3.7	12
5	1.38	2.24	12	1.4	1.4	12	**1.25**	2.58	11	2.55	1.55	11
10	0.6	0.77	11	0.54	0.54	11	**0.51**	0.78	11	1.31	0.67	11

Tab 2-10 : Résultats de l'Erreur pour le signal ECG4

SNRi (dB)	Signal ECG5											
	ERR * 10^{-4}											
	heursure			minimaxi			rigrsure			Sqtwolog		
	mln	sln	one	mln	sln	one	mln	sln	one	mln	sln	one
-5	9.7	8.71	11	8.55	7.52	11	**6.78**	17	11	11	8.85	11
0	3.71	2.8	8.83	4.1	3.1	8.83	**2.63**	5.64	9.14	6.8	4.17	9.14
5	1.13	1.64	8.03	1.88	1.24	8.03	**1**	1.85	8.43	3.3	1.83	8.43
10	0.55	0.6	7.77	0.84	0.52	7.77	**0.43**	0.58	8.2	1.59	0.77	8.2

Ces tableaux montrent que la technique proposée donne une EQM de reconstruction très faible (plus l'erreur est faible plus le résultat est bon).

Les figures 2-20, 2-21, 2-22 et 2-23, illustrent la variation de l'EQM en fonction du SNR initial (SNRi).

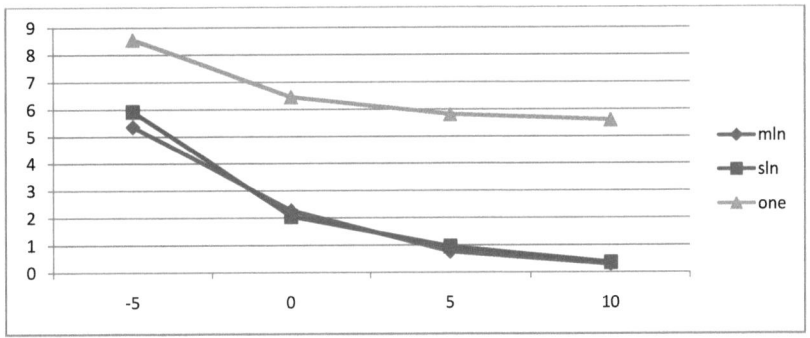

Fig.2.20. EQM vs SNRi (heursure, ECG1)

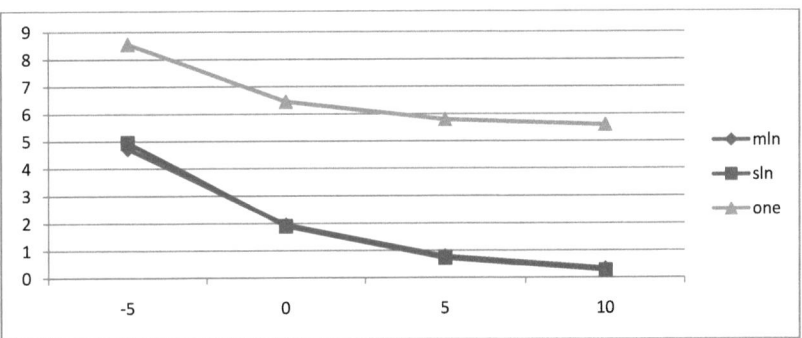

Fig.2.21. EQM vs SNRi (minimaxi, ECG1)

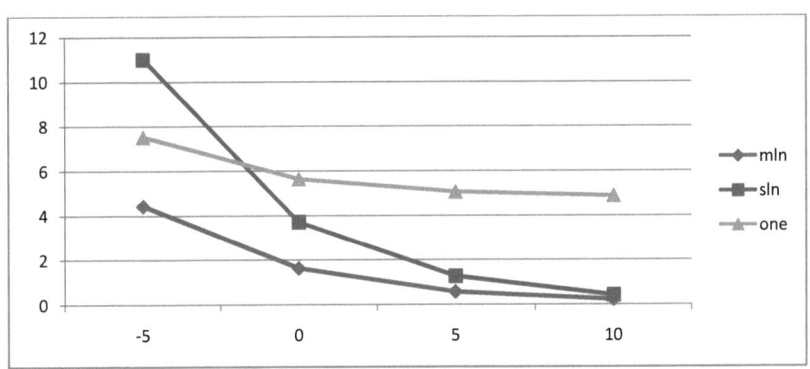

Fig.2.22. EQM vs SNRi (rigrsure, ECG1)

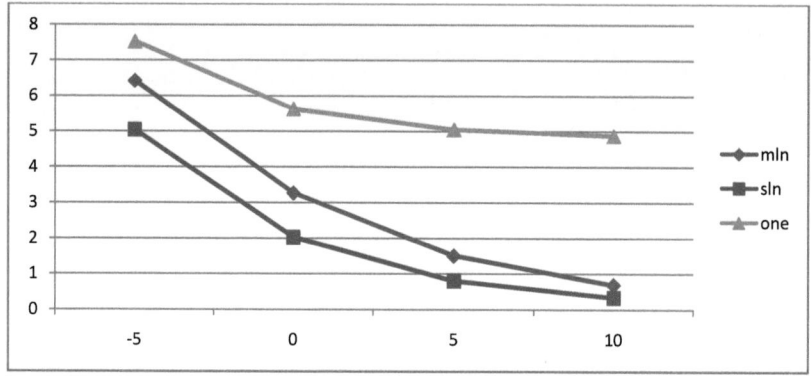

Fig.2.23. EQM vs SNRi (sqtwolog, ECG1)

Ces figures montrent clairement qu'il ya une forte concurrence entre les arguments 'mln' et 'sln' par contre l'argument 'one' est loin d'être bon.

Remarque : mêmes résultats que celles de calcul de SNRf.

II-4-3 Représentation des signaux

On présentera dans cette partie l'effet du filtrage sur nos signaux. Chaque figure comportera l'un de ces cinq signaux (on a choisi ECG1), le signal reconstruit et l'erreur. Tous les signaux serons opérés pour un SNRi=10db.

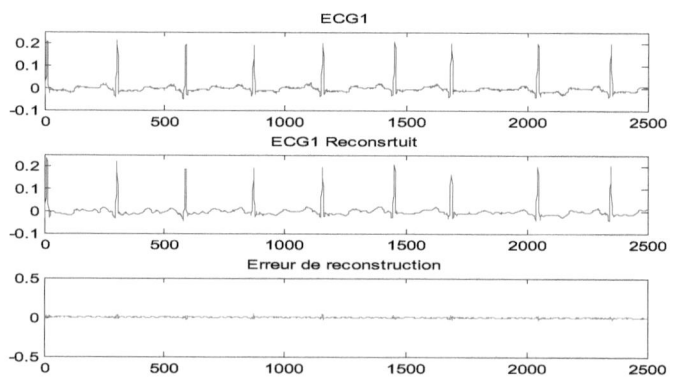

Fig.2.24. ECG1, heursure, mln

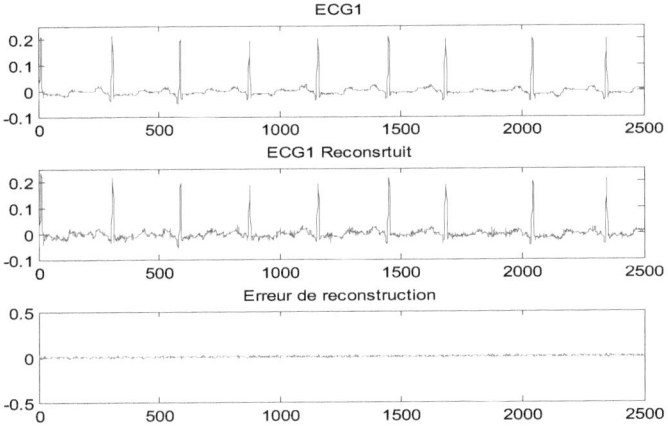

Fig.2.25. ECG1, heursure, sln

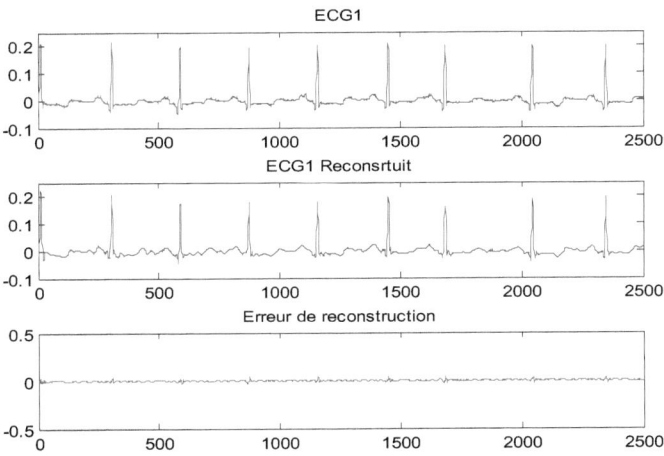

Fig.2.26. ECG1, minimaxi, mln

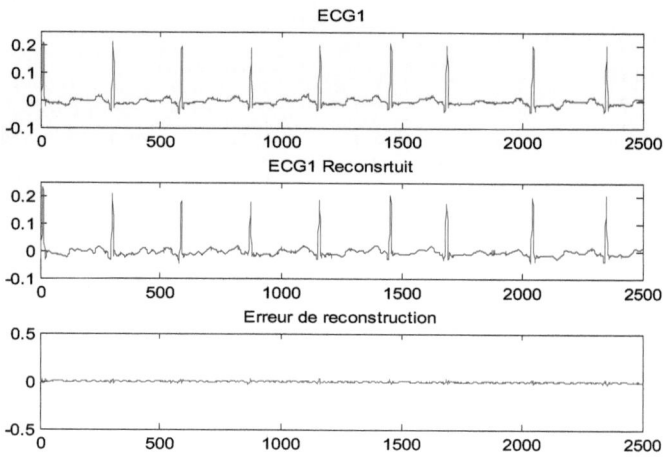

Fig.2.27. ECG1, minimaxi, sln

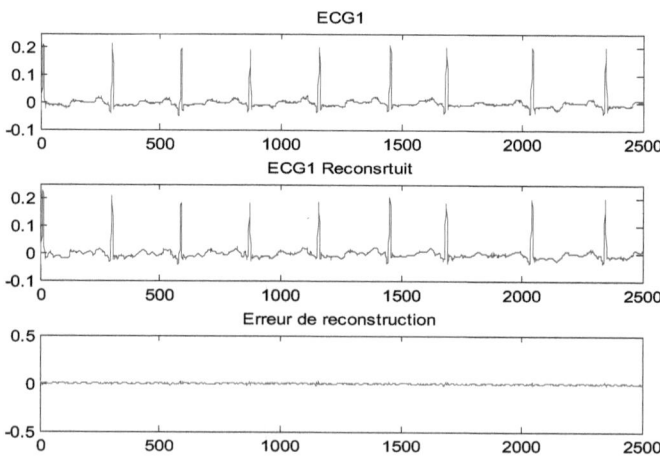

Fig.2.28. ECG1, rigrsure, mln

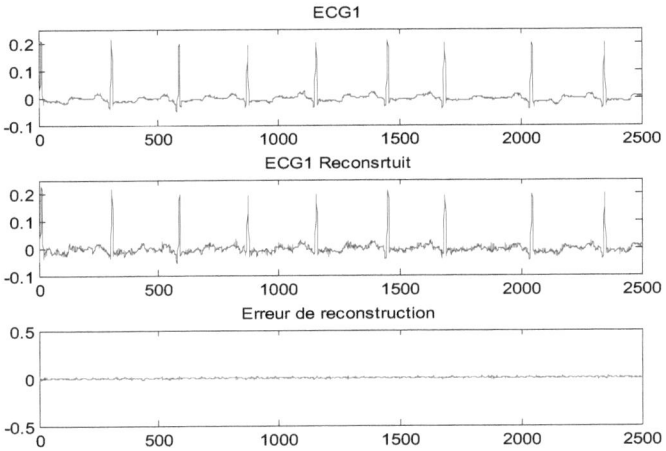

Fig.2.29. ECG1, rigrsure, sln

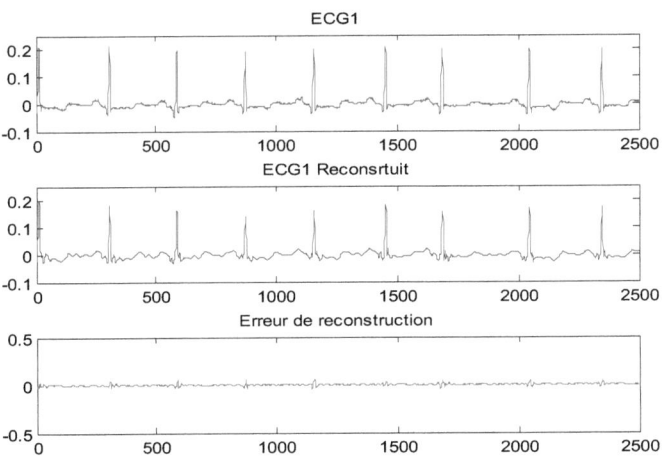

Fig.2.30. ECG1, sqtwolog, mln

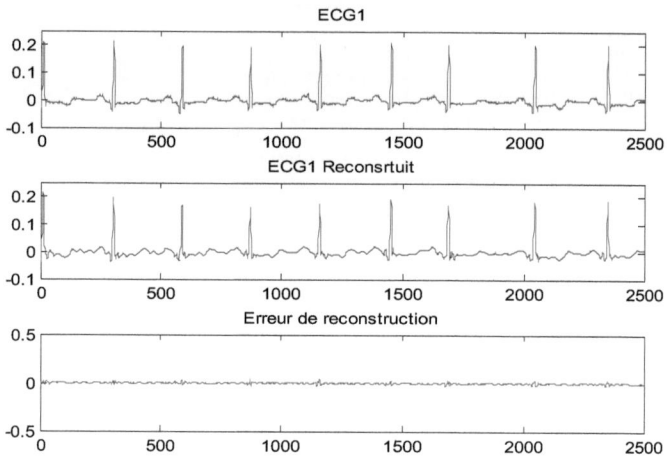

Fig.2.31. ECG1, sqtwolog, sln

II-5 EVALUATION DE LA METHODE UTILISANT LA TRANSFORMEE EN ONDELETTES AVANCEE (TOA) : TRANSLATION INVARIANTE

Il n'est pas possible d'avoir la propriété d'invariance par translation pour un système à base de convolution et de sous-échantillonnage [31] : décaler le signal d'entrée ne peut pas produire une translation simple des coefficients transformés, à moins que la translation soit un multiple de chacun des facteurs de sous-échantillonnage du système. Néanmoins, il est possible d'obtenir une invariance par translation si toute l'information représentée dans la sous-bande reste dans cette sous-bande quand le signal est décalé. Une condition nécessaire et suffisante pour obtenir cela est le critère de Nyquist. Généralement, la transformée en ondelettes viole le critère de Nyquist, après translation l'information bouge d'une sous-band à l'autre. On définit ci-dessous la propriété d'invariance par translation.

Nous proposons que f(x) est un signal unidimensionnel convolué avec un noyau h(x). La sortie de la convolution est sous-échantillonnée de manière à ce que le sous-échantillonnage n'affecte pas la représentation, c'est-à-dire qu'on est capable d'obtenir (interpoler) toute la convolution de sortie à partir des échantillons conservés.

Nous allons dériver une forme alternative du théorème de sous-échantillonnage qui décrit de façon explicite un ensemble de fonctions analytiques d'interpolation que l'on peut utiliser pour faire l'opération de translation. On va utiliser une fonction continue discrète. On considère que la période du signal est 2π. Un ensemble N des coefficients transformés, y[n], sont calculés par convolution avec un noyau h(x) est la sortie est uniformément échantillonnée avec un pas d'échantillonnage de $\Delta_x = \frac{2\pi}{N}$:

$$y[n] = \int_0^{2\pi} dx\, h(n\Delta_x - x).f(n), \qquad n \in 0,1,\dots,N-1 \qquad (2.17)$$

Dans ce système d'équations, les fonctions de projection correspondent à un ensemble de copies décalées de noyau :

$$\{h(n\Delta_x - x) | n = 0,1,\dots,N-1\}$$

La transformation de l'équation (15) est invariante par translation s'il existe un ensemble de fonctions d'interpolation, $b_n(x_0)$, qui peuvent s'utiliser pour calculer le signal avec une version décalée arbitrairement du noyau h(x) comme une combinaison linéaire pondérée de y[n] :

$$\int_0^{2\pi} dx\, h(x_0 - x) f(x) = \sum_{n=0}^{N-1} b_n(x_0) y[n] \qquad (2.18)$$

Où x_0 est la distance de translation arbitraire.

II-5-1 Calcul du rapport signal sur bruit (SNR)

Remarque : Dans le tab 2-11 serons reportés les résultats de calcul de rapport signal sur bruit (SNR) de la technique (TOA).

On a utilisé les mêmes signaux pour pouvoir comparer cette technique avec la technique de transformée en ondelettes discrètes.

Tab 2-11 : Résultats de SNRf pour nos cinq signaux

SNRi (dB)	SNRf				
	ECG1	ECG2	ECG3	ECG4	ECG5
-5	-1.32	-0.72	-0.44	-0.83	1.82
0	3.02	2.45	3.55	4.94	8.7
5	9.54	7.57	10.63	14.18	12.14
10	17.07	15.56	17.84	18.86	15.18

Ce tableau montre que la technique proposée améliore le rapport signal sur bruit.

La figure 2-32, illustre la variation du SNR final (SNRf) en fonction du SNR initial (SNRi) pour nos cinq signaux.

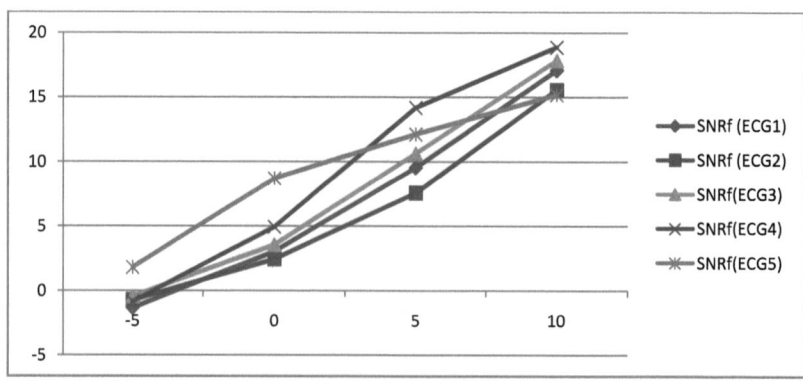

Fig.2.32. SNRf vs SNRi des signaux

La figure 2-32 montre clairement qu'il y'a une bonne amélioration du rapport signal sur bruit pour nos signaux.

II-5-2 Calcul de l'erreur quadratique moyenne (EQM)

Dans le tab 2-12 serons reportés les résultats de calcul de l'erreur quadratique moyenne de la technique (TOA).

On a utilisé les mêmes signaux pour pouvoir comparer cette technique avec la technique de transformée en ondelettes discrètes.

Tab 2-12 : Résultats de l'EQM pour nos cinq signaux

SNRi (dB)	EQM				
	ECG1	ECG2	ECG3	ECG4	ECG5
-5	0.03	0.0445	0.0485	0.0202	0.0223
0	0.0122	0.0308	0.0298	0.008	0.0154
5	0.0111	0.0238	0.0243	0.0068	0.0141
10	0.0107	0.0232	0.022	0.0071	0.0141

Ce tableau montre que la technique proposée donne une erreur de reconstruction faible (plus l'erreur est faible plus le résultat est bon).

La figure 2-33, illustre la variation de l'erreur en fonction du SNR initial (SNRi) pour nos cinq signaux.

ANALYSE ET TRAITEMENT DES SIGNAUX ELECTROCARDIOGRAMMES

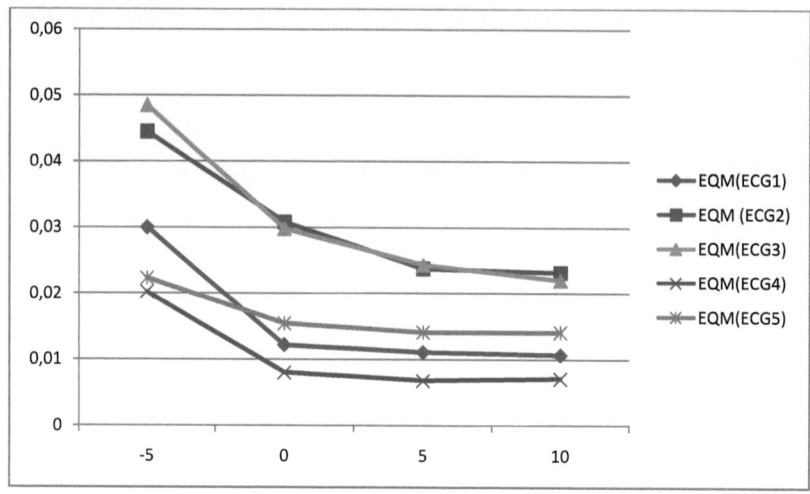

Fig.2.33. EQM vs SNRi des signaux

II-5-3 Représentation des signaux

On présentera dans cette partie l'effet du filtrage sur nos signaux. Chaque figure comportera l'un de ces signaux, le signal reconstruit et l'erreur quadratique moyenne. Tous les signaux serons opérés pour un SNRi=10db.

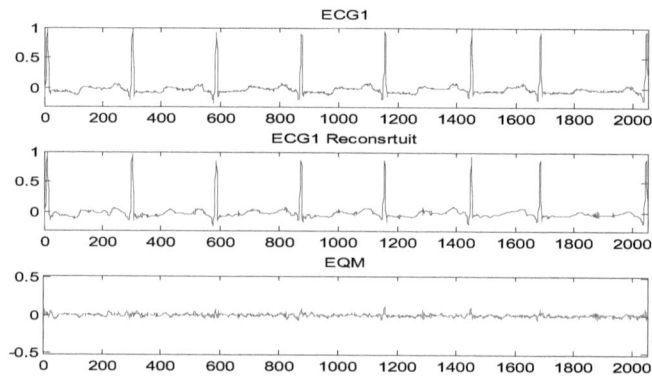

Fig.2.34. Résultat de la technique sur ECG1

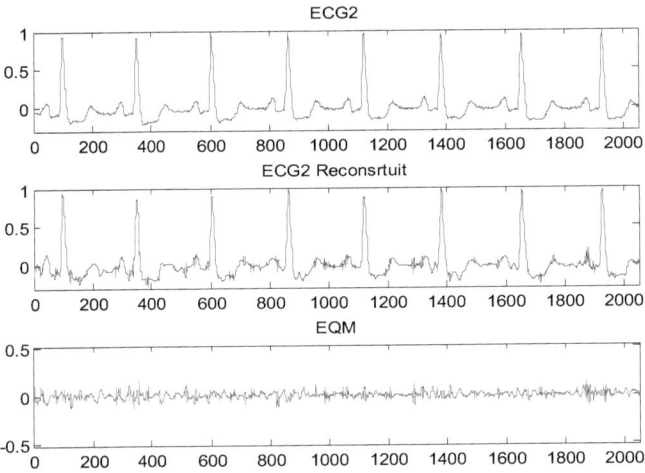

Fig.2.35. Résultat de la technique sur ECG2

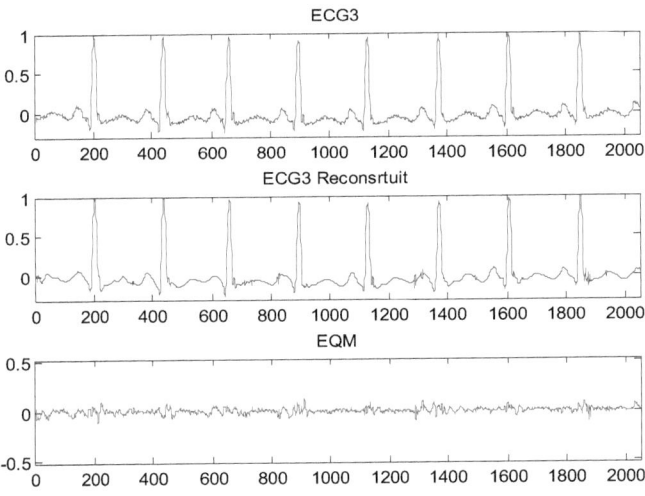

Fig.2.36. Résultat de la technique sur ECG3

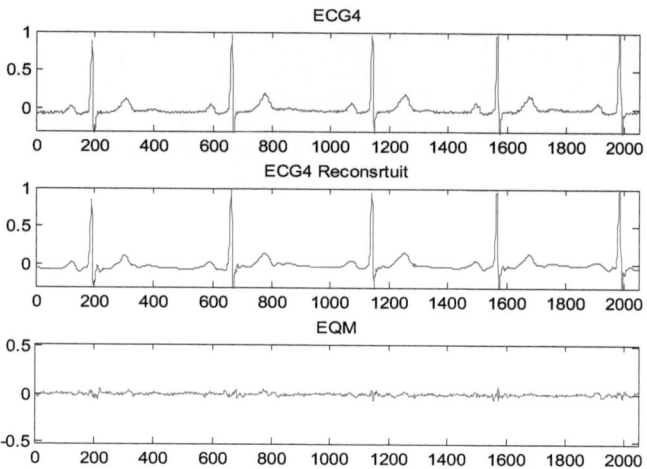

Fig.2.37. Résultat de la technique sur ECG4

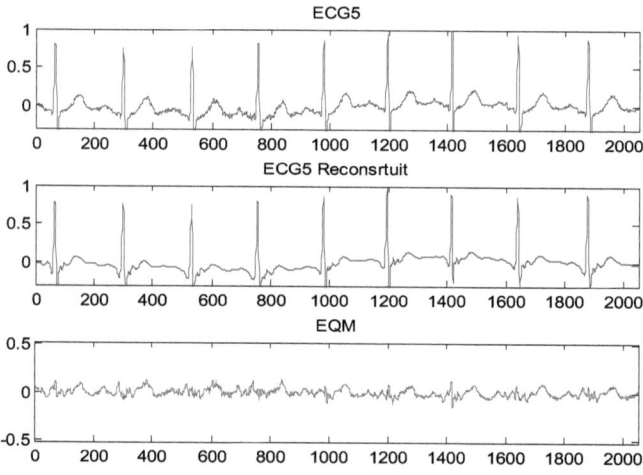

Fig.2.38. Résultat de la technique sur ECG5

II-6 COMPARAISON DES DEUX TECHNIQUES

Pour comparer les deux techniques on doit commencer par comparer les résultats issus de l'application de la transformée en ondelettes discrète (TOD), choisir la meilleure, puis de comparer cette dernière avec les résultats issus de l'application de la transformée en ondelettes avancée (TOA).

II-6-1 Comparaison du SNR final

- Calcul de la moyenne des résultats du rapport signal sur bruit issus des cinq signaux en utilisant la première méthode (TOD).

Tab 2-13 : Résultats de SNRf (moyenne des cinq signaux)

SNRi (dB)	Moyenne des cinq signaux									
	SNRf									
	heursure			minimaxi			rigrsure			Sqtwolog		
	mln	sln	one	mln	sln	one	mln	sln	one	mln	sln	one
-5	2.28	2.5	1.55	2.7	3.04	1.55	**3.38**	-0.11	2.01	2.3	3.11	2.01
0	5.9	7.16	3.16	6.64	7.25	3.14	**7.63**	3.44	3.63	4.17	6.8	3.61
5	11.46	10.34	3.82	10.41	11.41	3.82	**11.98**	8.91	4.32	7.91	8.35	4.32
10	15.01	14.47	4.07	13.92	15.38	4.07	**15.93**	13.78	4.57	11.02	14.2	4.57

D'après les résultats fournis dans le tab 2-13 concernant le rapport signal sur bruit, on remarque bien qu'ont utilisant les arguments **'rigrsure'** puis **'mln'** on a abouti au meilleur résultat. Donc en utilisera ces arguments qui appartiennent à la technique de transformée en ondelettes discrète pour la comparaison.

- Calcul de la moyenne des résultats du rapport signal sur bruit issus des cinq signaux en utilisant la première méthode (TOA).

Tab 2-14 : Résultats de SNRf (moyenne des cinq signaux)

	Moyenne des cinq signaux
SNRi (dB)	SNRf
-5	-0.29
0	4.53
5	10.81
10	16.9

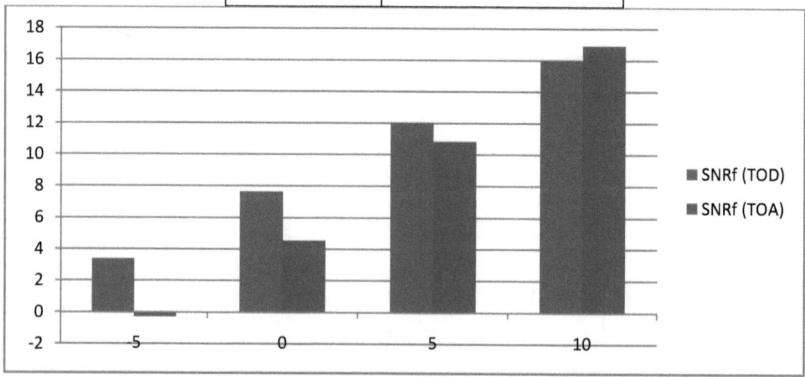

Fig.2.39. SNRf (TOD) et SNRf (TOA) vs SNRi de la moyenne des cinq signaux

On remarque bien que pour un SNRi inférieur ou égal à 5, le SNRf de la technique de transformée en ondelettes discrète est supérieur à ce lui de la technique de transformée en ondelettes avancée.

Par contre, lorsqu'on à un SNRi égal à 10, le SNRf de la technique de transformée en ondelettes avancée est supérieur à ce lui de la technique de transformée en ondelettes discrète.

II-6-2 Comparaison de l'EQM

- Calcul de la moyenne des résultats de l'erreur quadratique moyenne issus des cinq signaux en utilisant la première méthode (TOD).

Tab 2-15 : Résultats de l'EQM (moyenne des cinq signaux)

SNRi (dB)	Moyenne des cinq signaux									
	EQM*(10^{-4})									
	heursure			minimaxi			rigrsure			Sqtwolog		
	mln	sln	one	mln	sln	one	mln	sln	one	mln	sln	one
-5	11.21	10.52	12.91	10.45	9.48	12.91	**8.78**	22.4	11.5	10.88	9	11.5
0	5.07	3.64	9.04	4.21	3.55	9.04	**3.32**	7.38	8.12	5.86	3.94	8.12
5	1.35	1.55	7.84	1.78	1.37	7.84	**1.21**	2.47	7.02	3.1	1.64	7.02
10	0.61	0.68	7.32	0.81	0.55	7.32	**0.48**	0.71	6.72	1.52	0.72	6.74

D'après les résultats fournis dans le tab 2-15 concernant l'erreur quadratique moyenne, on remarque bien qu'ont utilisant les arguments **'rigrsure'** puis **'mln'** on a abouti au meilleur résultat. Donc en utilisera ces arguments qui appartiennent à la technique de transformée en ondelettes discrète pour la comparaison.

- Calcul de la moyenne des résultats de l'erreur quadratique moyenne issus des cinq signaux en utilisant la première méthode (TOA).

Tab 2-16 : Résultats de l'EQM (moyenne des cinq signaux)

Moyenne des cinq signaux	
SNRi (dB)	EQM
-5	0.0331
0	0.01924
5	0.01602
10	0.01542

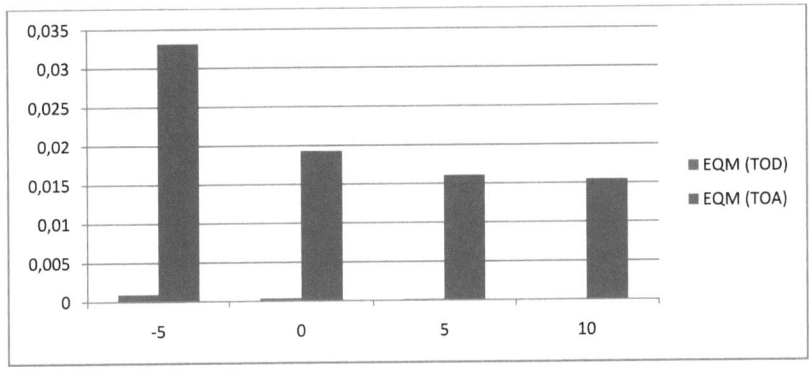

Fig.2.40. EQM (TOD) vs EQM (TOA) en fonction de SNRi de la moyenne des cinq signaux

On remarque bien que quelque soit le SNRi, l'EQM de la technique de transformée en ondelettes discrète est très inférieur à c'elle de la technique de transformée en ondelettes rapide.

II-7 CONCLUSION

Suite à notre étude, et avec les résultats qu'on a trouvé précédemment on peut conclure que quelque soit le rapport signal sur bruit initial, la technique de la transformée en ondelettes discrète et plus performante que celle de la transformée en ondelettes avancé ceci lorsqu'on parle de l'erreur entre le signal reconstruit et le signal initial. Mais le résultat reste à discuté lorsqu'on parle du rapport signal sur bruit.

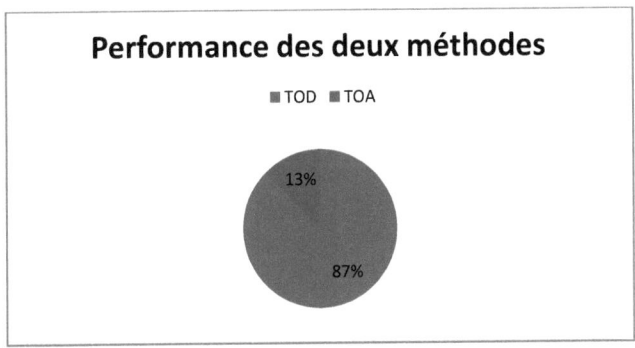

Chapitre III :

IMPLEMENTATION LOGICIELLE DE LA TECHNIQUE D'EXTRACTION DES PARAMETRES DE L'ECG ET CLASSIFICATION PATHOLOGIQUE.

III-1 INTRODUCTION

Le signal ECG récolté par des électrodes subit dans un premier temps un conditionnement électrique de mise en forme au sein de l'enregistreur. Par la suite d'autres traitements essentiellement logiciels peuvent lui être appliqués en vue de l'analyser ou de contribuer au diagnostic automatique.

L'ensemble du processus de mises au point pour le diagnostic automatisés peuvent être généralement subdivisées en un certain nombre disjoint des modules de traitement : pré-traitement, l'extraction ou la sélection des paramètres, et la classification.

Le module de sélection des paramètres est une étape facultative, car le vecteur des caractéristiques est de taille réduite.

Le module de classification est la dernière étape de diagnostic automatisée. Il examine le vecteur de caractéristiques d'entrée et en fonction de sa nature algorithmique, il produit une hypothèse suggestive.

La précision de l'acquisition du signal est d'une grande importance car elle contribue de manière significative au résultat général de classification.

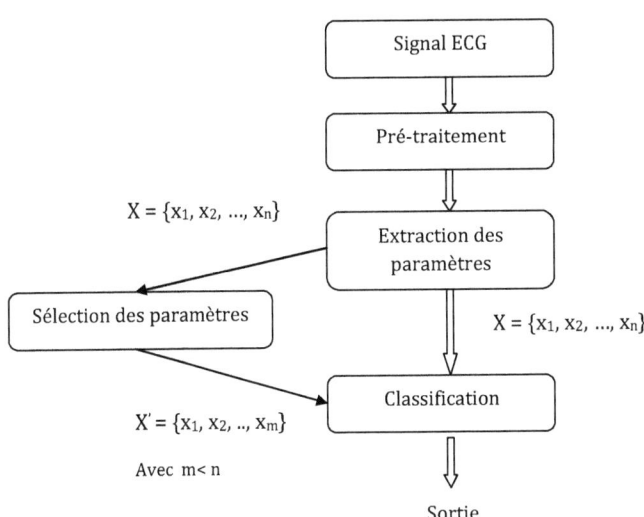

Fig.3.1. Module d'extraction des paramètres dans un système typique de diagnostique automatisés

Dans ce chapitre, on mettra en œuvre notre approche basée sur MATLAB pour déterminer le concept d'extraction des paramètres à partir des variables dans le temps des signaux.

III-2 DETECTION DES ONDES P, Q, R, S et T

La détection des complexes QRS est d'une importance capitale dans l'analyse automatique du signal ECG. Lorsque les complexes QRS sont identifiés et leurs positions repérés, il devient facile d'évaluer d'autres paramètres du signal tels que la durée du cycle cardiaque, la durée du segment ST, ...etc. la détection automatique des complexes QRS est une tâche difficile parce que la morphologie de ces complexes varie d'un individu à l'autre, et même chez le même sujet, elle varie d'un cycle à l'autre. En plus, d'autres ondes du signal telles que les ondes P et T, et même des perturbations d'origines diverses, ont des caractéristiques semblables à celles des complexes QRS. La plupart des algorithmes de détection procèdent en deux étapes : une première étape au cours de laquelle le signal passe par un filtre passe bande qui élimine le bruit et les ondes P et T ; le signal subit après une transformation non linéaire, par exemple la dérivation pour identifier les fortes pentes autour de l'onde R, et d'élévation au carré pour quantifier l'énergie des QRS. La deuxième étape consiste en une prise de décision selon des critères de seuillage. Une étude comparative d'une douzaine de tels algorithmes est présentée dans [32]. Elle mesure leurs performances en termes de non détection, fausse alarme, retard de détection et nombre d'opérations mathématiques. Pan et Tomkins ont mis au point l'un des algorithmes les plus populaires à base de ce principe [33]. **Ces techniques souffrent de deux problèmes majeurs : le premier est que la bande passante du complexe QRS diffère d'un individu à l'autre, et même chez le même sujet d'un cycle à l'autre. La deuxième difficulté est le choix du seuil de décision**. Le seuil est généralement fixé empiriquement, des conditions additionnelles doivent être prises en compte avant la décision finale. Une méthode de détection utilisant le filtrage numérique adaptatif est proposée dans [34]. Le filtrage adaptatif s'auto ajuste afin de compenser les variations de formes et les conditions de perturbations accentuées. Un modèle de filtrage adaptatif à base des réseaux de neurones, généralement utilisé en reconnaissance de forme, est utilisé pour la détection des complexes QRS dans [35]. Les algorithmes récents de détection des complexes QRS exploitent la théorie des ondelettes, [36], [37], [38] et [39]. Ces algorithmes reposent sur les travaux de S. MALLAT, [40], [41] et [42] où il est démontré que lorsqu'une ondelette mère utilisée pour la décomposition d'un signal est assez régulière, les passages par zéro obtenus sur les détails correspondent aux extrema locaux du signal original. Ces algorithmes détectent, en plus des QRS, les ondes P et T avec une précision acceptable.

L'association de la transformée en ondelettes aux techniques des réseaux de neurones a abouti à la détection des potentiels tardifs avec une fiabilité de plus de 78% [43]. Les potentiels tardifs sont de très faible amplitude et de hautes fréquences. Ils apparaissent à la fin des complexes QRS et sont étroitement associés à la tachycardie ventriculaire. La faible amplitude de ces potentiels (0-1 uV) et leur large bande passante de 40-250 Hz rendent difficile leur séparation du reste du signal et même du bruit [44].

III-2-1 Détection du complexe QRS

Le choix du détecteur de QRS est très important pour réaliser un système d'analyse de l'ECG. Un détecteur de QRS est généralement composé de quatre représentés   Figure 3-2 [45].

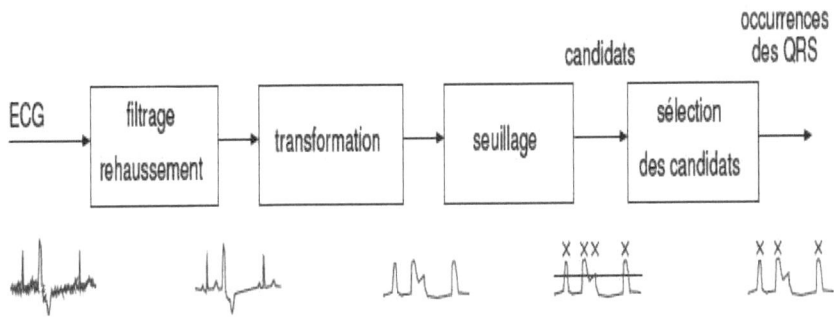

Fig.3.2. Schéma bloc d'un détecteur de QRS [45]

La détection du QRS a fait l'objet de nombreux travaux depuis une trentaine d'années et continue d'être un champ de recherche actif. On peut ainsi trouver des algorithmes basés sur des filtres numériques, des analyses temps-fréquence et ondelettes, des transformations linéaires et non-linéaires, des analyses statistiques, ...etc. Parmi cet ensemble de détecteurs, seuls deux ont été sélectionnés selon les critères suivants :

- Capacité à travailler en temps réel,
- Facilité de mise en œuvre,
- Robustesse au bruit.

Les deux détecteurs choisis sont ceux proposés par Kadamde et Coll. [46,47] d'une part, et Pan et Tompkins [48] d'autre part.

III-2-1-1 Algorithme de Kadambe et Coll.

L'algorithme de détection, développé par Kadambe et Coll. [46, 47] s'appuie sur une transformation en ondelettes de type spline. Cette transformation a la particularité de rehausser la bande spectral du QRS tout en filtrant le signal inutile (bruit, ondes P, ondes T). Le filtrage, la transformation et la détection se font de manière itérative comme montré dans le diagramme de la Figure 3-3.

Le signal ECG est analysé segment par segment. Chaque segment est multiplié par une fenêtre de Hamming puis transformé en ondelettes. La transformation est d'abord faite à l'échelle i puis à l'échelle $i+1$. Un seuillage est ensuite effectué à chaque niveau. Si le nombre de QRS est le même à chaque niveau alors la détection est considérée comme correcte sinon l'ECG est de nouveau analysé pour éliminer les dates incohérentes. Chaque segment suivant contient 75% de l'ancien segment. Autrement dit, chaque portion de l'ECG est analysée quatre fois. Cette répétition en fait une méthode très coûteuse mais permet de compenser les nombreuses non-détections dues à la contrainte stricte d'égalité du nombre de QRS trouvés à chaque échelle.

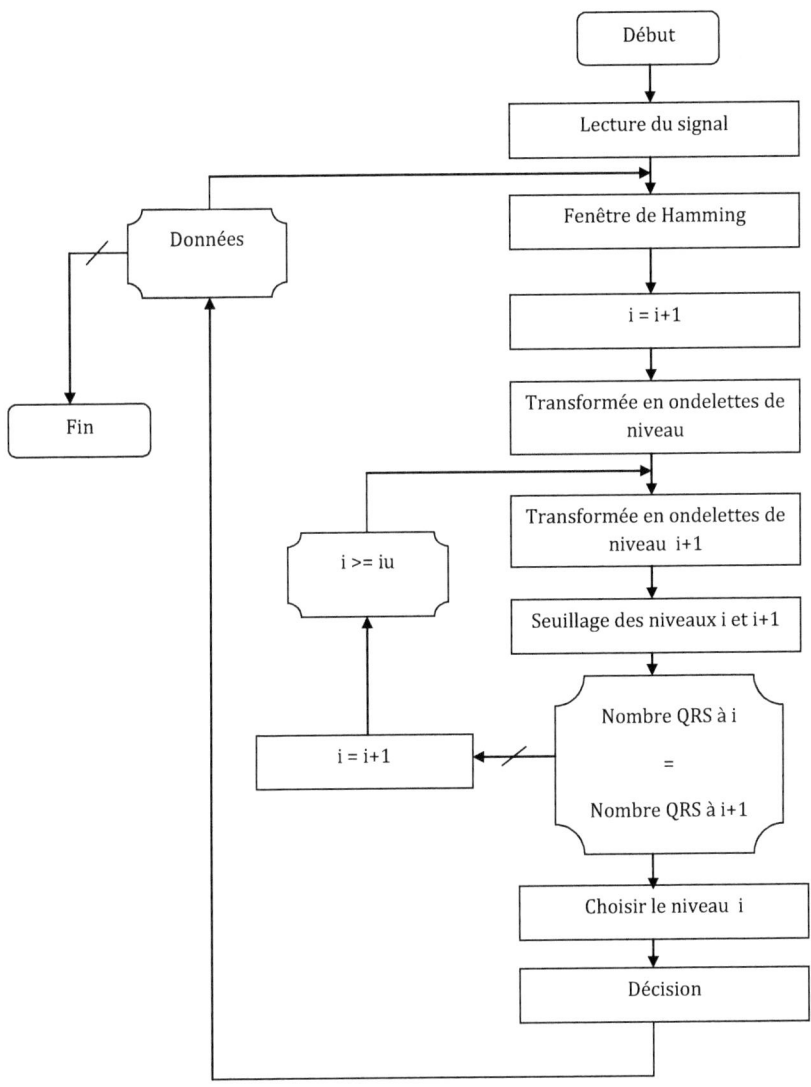

Fig.3.3. Diagramme des étapes de l'algorithme de Kadambe et Coll. [46, 47]

III-2-1-2 Algorithme de Pan et Tompkins

L'algorithme de détection, développé par Pan et Tompkins [48], identifie les complexes QRS en se basant sur l'analyse de la pente, de l'amplitude et de la largeur des ondes. La Figure 3-4 montre les différentes étapes de la détection. Le filtre passe-bande est formé par un passe-bas et un passe-haut et a pour fonction de réduire le bruit dans le signal ECG.

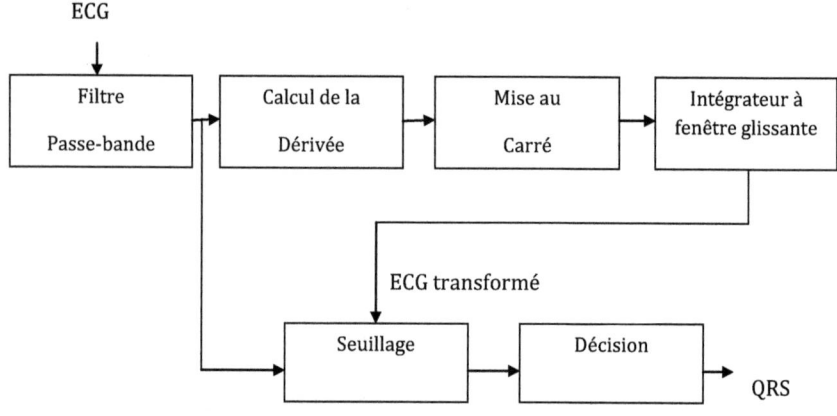

Fig.3.4. Diagramme des étapes de l'algorithme de Pan et Tompkins [48].

Après filtrage, le signal est dérivé afin de mettre en évidence les complexes QRS des composants ECG de base fréquence, tels que les ondes P et T. l'opération suivante est la quadrature, qui fait ressortit les valeurs les plus hautes qui sont principalement celles des complexes QRS. L'opération finale est l'intégration sur une fenêtre glissante de longueur N. La sortie de l'intégrateur à fenêtre glissante peut être utilisée pour détecter des complexes QRS, mesurer les intervalles RR ou déterminer la durée des complexes QRS.

III-2-2 Présentation de notre technique de détection

Notre algorithme de détection, commence par une localisation des pics R. La détection des maximums est réalisée par seuillage absolu sur le signal ECG dont la ligne de base a été corrigée (chapitre II). La réalisation est faite à l'aide d'un script Matlab qui scrute chaque point du signal et teste si ce point est au-dessus du seuil ou non. Lorsqu'un point vérifie cette condition, tous les points suivants également supérieurs au seuil, sont stockés jusqu'à ce qu'une valeur retourne en-dessous du seuil. Ainsi, à ce stade, le programme a stocké tous les points du pic R situé au dessus du seuil. Il suffit donc de trouver le maximum de cet ensemble de points : l'amplitude du pic R correspond à ce maximum, et l'instant d'apparition du pic correspond à l'indice de la position du maximum dans le vecteur du signal ECG. En effet, puisque le signal a été échantillonnée à 360 Hz, il ya 360 valeurs par second, soit une valeur correspond à 0.002778 second. La Xième valeur du signal correspond au temps t_0+X second (où t_0 = début de l'enregistrement du signal = 0).

A la fin de la boucle Matlab permettent la détection des pics R, deux vecteurs ont été crée :

- V1 : contient l'amplitude des pics R.

- V2 : contient les instants d'apparition correspondant à chaque pic R.

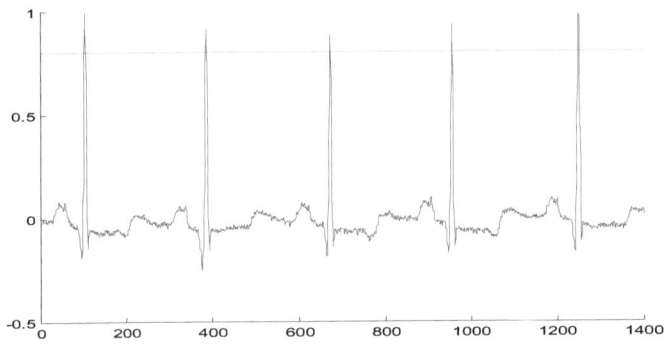

Fig.3.5. Illustration de la méthode de détection des pics R

Après la détection des pics R, on applique une fenêtre rectangulaire adaptative sur chaque période. Pour N périodes on applique N fenêtres.

$$F = \{F_1, F_2, ..., F_N\}$$

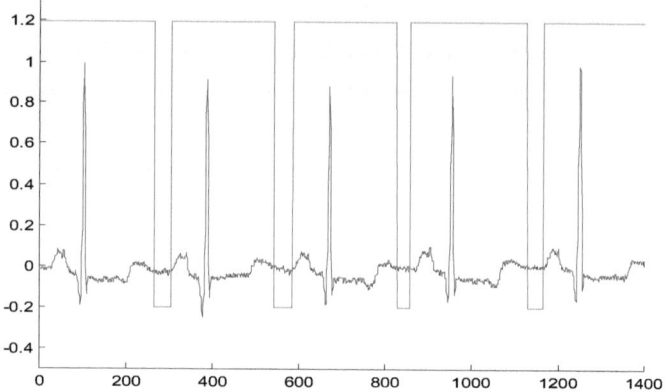

Fig.3.6. Fenêtre rectangulaire appliquée sur le signal ECG

Pour chaque fenêtre F_i (avec i>=0), on suit la stratégie suivante :

- A partir du temps de détection du pic R (t_{Ri}) jusqu'au début de la fenêtre F_i, on applique la commande **'min'** de Matlab, ainsi on détermine l'amplitude et l'instant d'apparition de l'onde **Q**.
- A partir du temps de détection du pic Q (t_{Qi}) jusqu'au début de la fenêtre F_i, on applique la commande **'max'** de Matlab, ainsi on détermine l'amplitude et l'instant d'apparition de l'onde **P**.
- A partir du temps de détection du pic R (t_{Ri}) jusqu'à la fin de la fenêtre F_i, on applique la commande **'min'** de Matlab, ainsi on détermine l'amplitude et l'instant d'apparition de l'onde **S**.
- A partir du temps de détection du pic S (t_{Ri}) jusqu'à la fin de la fenêtre F_i, on applique la commande **'max'** de Matlab, ainsi on détermine l'amplitude et l'instant d'apparition de l'onde **T**.

A la fin des boucles Matlab permettent la détection des pics P, Q, S et T, huit autres vecteurs ont été crée :

- V3 : contient l'amplitude des pics Q.

- V4 : contient les instants d'apparition correspondant à chaque pic Q.

- V5 : contient l'amplitude des pics P.

- V6 : contient les instants d'apparition correspondant à chaque pic P.

- V7 : contient l'amplitude des pics S.

- V8 : contient les instants d'apparition correspondant à chaque pic S.

- V9 : contient l'amplitude des pics T.

- V10 : contient les instants d'apparition correspondant à chaque pic T.

La Figure 3-5 montre les différentes étapes utilisées dans notre algorithme pour la détection.

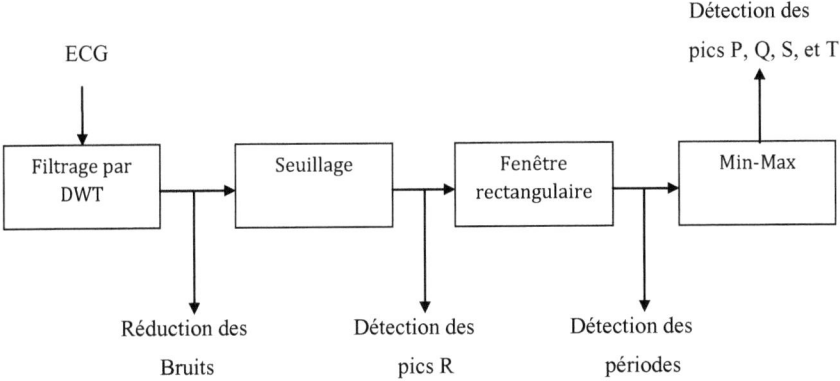

Fig.3.7. Diagramme des étapes de notre algorithme

REMARQUE : l'ordre de détection est important, on ne peut détecter les pics P que lorsqu'on détecte les pics Q. De même, la localisation des pics S doit être effectuée avant celles des pics T.

Les résultats sont à la fois affichés sur un écran numérique dans l'interface Matlab, tracés sur des graphiques (Figure 3-6), et enregistrés dans un fichier afin d'être éventuellement réutilisés.

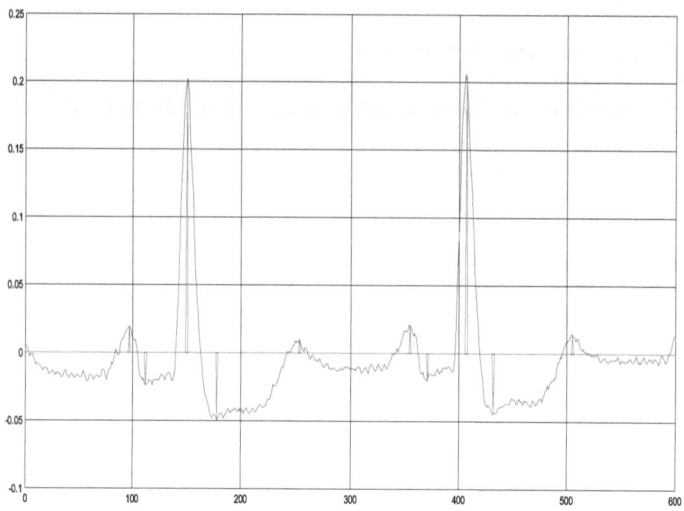

Fig.3.8. illustration d'un résultat de détection pour deux périodes

III-3 PARAMETRISATION ET CLASSIFICATION DE NOS RESULTATS

L'analyse du rythme et le diagnostic automatique des troubles rythmiques représentent un domaine particulier complémentaire de l'analyse du contour des ondes. La classification des paramètres du cycle cardiaque et le dénombrement des différents types de morphologie sur un signal ECG restent une préoccupation en électrocardiographie.

III-3-1 Ondes de l'ECG

➢ **Onde P :**

La dépolarisation des oreillettes est aperçue comme l'onde P de l'ECG, elle a une durée de 0.1 à 0.12 secondes et une amplitude inférieure à 0.3 mV, elle est toujours positive sauf pour la dérivation aVR. La fréquence de l'onde P est entre 10 et 15 Hz.

➢ **Complexe QRS :**

La première dépolarisation ventriculaire correspond au complexe QRS, il est constitué par trois ondes : l'onde R qui est l'onde positive, l'onde Q qui est la première onde négative précédant l'onde R et enfin l'onde S est la première onde négative après R. le spectre de fréquences du complexe QRS se trouve entre 10 et 50 Hz [49].

> **Onde T :**

Elle exprime la repolarisation des ventricules, elle est toujours positive pour DI et DII est négative pour AVR.

III-3-2 Intervalles et segments de l'ECG

Parmi les intervalles et les segments qui caractérisent le tracé ECG il ya :

> **Intervalles PR :**

Il mesure la distance entre le début de l'onde P et le début du complexe QRS, il représente la dépolarisation des oreillettes et du nœud AV. sa durée normale est entre 0.12 et 0.2 secondes [50].

> **Segment PR :**

C'est la période temporelle comprise entre la fin de l'onde P et le début du complexe QRS, il représente le temps de transmission du front de dépolarisation par le nœud AV [50].

> **Segment ST :**

Il est compris entre la fin du complexe QRS et le début de la phase ascendant de l'onde T. ce segment correspond au temps pendant lequel l'ensemble des cellules myocardiques sont dépolarisées et donc, dans le cas normal, il doit être isoélectrique. Dans le cas contraire, le niveau d'amplitude et la pente de ce segment sont des indicateurs de l'état ischémique du myocarde.

> **Segment QT :**

C'est le temps entre le début du complexe QRS et la fin de l'onde T. il représente une indication de la longueur des phases de dépolarisation et repolarisation ventriculaires. Sa durée varie avec la fréquence cardiaque entre 0.3 et 0.38 secondes [49].

> **Intervalle PP :**

Il mesure la durée du cycle des oreillettes, c'est un indicateur de la fréquence des oreillettes.

> **Intervalle RR :**

C'est la distance entre deux ondes R successive, c'est l'indice de la fréquence des ventricules [51].

III-3-3 Résultats

Pour estimer la pertinence de notre méthode, nous avons estimé la précision de détection des pics R. Nous avons pour cela testé notre script sous Matlab, sur des signaux préalablement corrigés des variations de la ligne de base. Comme il a déjà été expliqué précédemment, nous avons tracé des graphiques sous Matlab, pour différents signaux. Les pics détectés sont indiqués sur ces graphes, ce qui nous permet de vérifier l'exactitude de notre méthode.

- **Essai N°1**

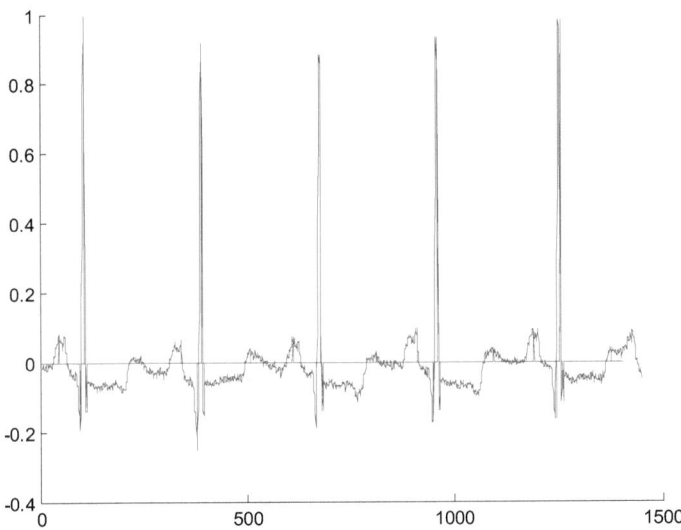

Fig.3.9. illustration de détection sur ECG1

Tab 2-1 : Résultats de détection

ECG1	Amplitude des pics (mV)					Temps de détection des pics (s)				
	P	Q	R	S	T	P	Q	R	S	T
Cycle 1	0.08	-0.2	0.99	-0.14	0.02	0.12	0.26	0.29	0.3	0.67
Cycle 2	0.07	-0.2	0.94	-0.15	0.04	0.95	1.06	1.08	1.1	1.4
Cycle 3	0.08	-0.19	0.93	-0.14	0.03	1.69	1.85	1.87	1.89	2.25
Cycle 4	0.09	-0.17	0.99	-0.14	0.04	2.52	2.63	2.66	2.68	3
Cycle 5	0.09	-0.17	0.98	-0.12	0.04	3.31	3.46	3.48	3.5	3.82

Onde P : Normal

- Amplitude < à 0.2 Mv
- Positive
- Durée (P_1=0.1s, P_2=0.1, P_3=0.1, P_4=0.1, P_5=0.11) compris entre 0.1 et 0.12s
- Uniforme

Intervalles P-P : Normal (régulier, et compris entre 0.6 et 1s)
P_1-P_2=0.8s P_2-P_3=0.75s P_3-P_4=0.8s P_4-P_5=0.8s

Onde R : Normal

- Positive
- Régulier
- Uniforme

Intervalles R-R: Normal (régulier, nombre de battement compris entre 60 et 100)
- R_1-R_2=0.79s R_2-R_3=0.79s R_3-R_4=0.79s R_4-R_5=0.8s
- R-R_{moy} = (0.79+0.79+0.79+0.8)/4 =0.797s
- Nombre de battement /minute = 60/0.797 =75

Complexe QRS: Large (n'est pas compris entre 0.06 et 0.12)

- QRS_1 =0.41s QRS_2 =0.44s QRS_3 =0.43s QRS_4 =0.43s QRS_5 =0.42s

Onde T : Amplitude faible (n'est pas > à 0.2mV) et irrégulier

Intervalles Q-T: Large (n'est pas compris entre 0.3 et 0.38s) et irrégulier

- Q_1-T_1=0.41s Q_2-T_2=0.44s Q_3-T_3=0.4s Q_4-T_4=0.37s Q_5-T_5=0.36s

- **<u>Décision clinique</u> :** Signal pathologique.

- **Essai N°2**

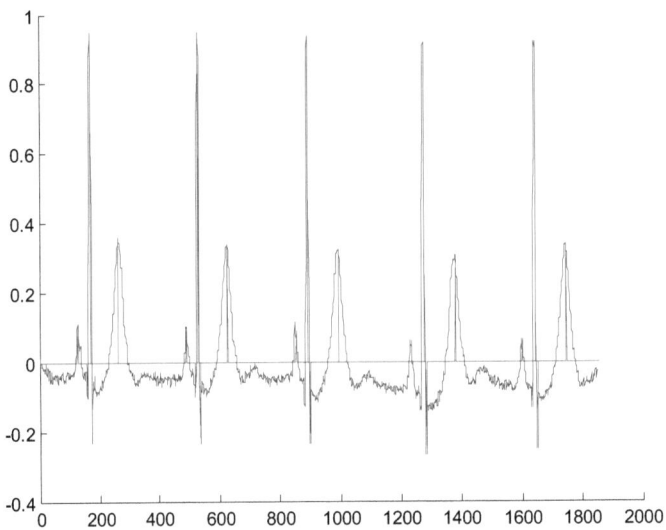

Fig.3.10. illustration de détection sur ECG2

Tab 2-2 : Résultats de détection

ECG2	Amplitude des pics (mV)					Temps de détection des pics (s)				
	P	Q	R	S	T	P	Q	R	S	T
Cycle 1	0.11	-0.1	0.94	-0.22	0.35	0.34	0.43	0.46	0.48	0.72
Cycle 2	0.1	-0.1	0.94	-0.23	0.34	1.38	1.44	1.47	1.49	1.74
Cycle 3	0.09	-0.12	0.93	-0.23	0.32	2.37	2.45	2.47	2.5	2.76
Cycle 4	0.06	-0.13	0.92	-0.25	0.3	3.42	3.51	3.54	3.56	3.82

| Cycle 5 | 0.06 | -0.13 | 0.92 | -0.24 | 0.33 | | 4.44 | 4.54 | 4.56 | 4.58 | 4.85 |

Onde P : Normal

- Amplitude < à 0.2 Mv
- Positive
- Durée (P_1=0.1s, P_2=0.1, P_3=0.1, P_4=0.1, P_5=0.1) compris entre 0.1 et 0.12s
- Uniforme

Intervalles P-P : Normal (régulier, et compris entre 0.6 et 1s)
P_1-P_2=1s P_2-P_3=0.99s P_3-P_4=1s P_4-P_5=1s

Onde R : Normal

- Positive
- Régulier
- Uniforme

Intervalles R-R: Lent (régulier, nombre de battement n'est pas compris entre 60 et 100)
- R_1-R_2=1.01s R_2-R_3=1s R_3-R_4=1.03s R_4-R_5=1.02s
- R-R_{moy} = (1.01+1+1.03+1.02)/4 =1.015s
- Nombre de battement /minute = 60/1.015 =59

Complexe QRS: Large (n'est pas compris entre 0.06 et 0.12)

- QRS_1 =0.25s QRS_2 =0.24s QRS_3 =0.26s QRS_4 =0.3s QRS_5 =0.29s

Onde T : Normal

- Amplitude > à 0.2mV
- régulier

Intervalles Q-T: Normal (compris entre 0.3 et 0.38s), régulier

- Q_1-T_1=0.3s Q_2-T_2=0.3s Q_3-T_3=0.31s Q_4-T_4=0.31s Q_5-T_5=0.31s

- **Décision clinique :** Signal pathologique.

- **Essai N°3**

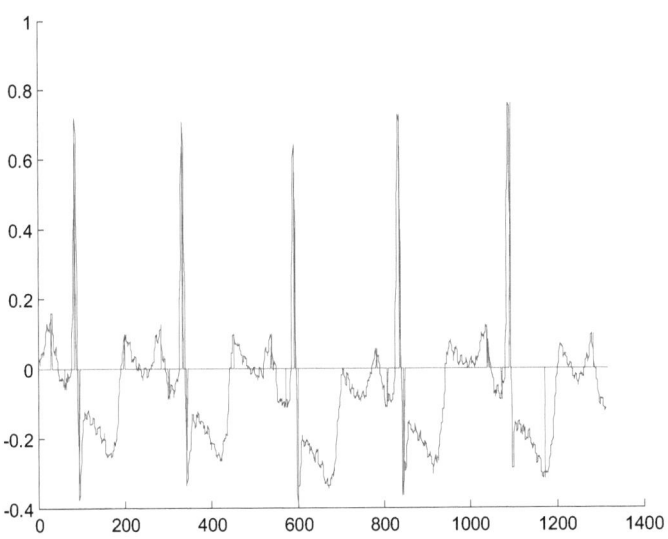

Fig.3.11. illustration de détection sur ECG3

Tab 2-3 : Résultats de détection

ECG3	Amplitude des pics (mV)					Temps de détection des pics (s)				
	P	Q	R	S	T	P	Q	R	S	T
Cycle 1	0.11	-0.1	0.94	-0.22	0.35	0.34	0.43	0.46	0.48	0.72
Cycle 2	0.1	-0.1	0.94	-0.23	0.34	1.38	1.44	1.47	1.49	1.74
Cycle 3	0.09	-0.12	0.93	-0.23	0.32	2.37	2.45	2.47	2.5	2.76
Cycle 4	0.06	-0.13	0.92	-0.25	0.3	3.42	3.51	3.54	3.56	3.82

| Cycle 5 | 0.06 | -0.13 | 0.92 | -0.24 | 0.33 | | 4.44 | 4.54 | 4.56 | 4.58 | 4.85 |

Onde P : Pas normal

- Amplitude < à 0.2 Mv
- N'est pas toujours Positive
- Durée (P_1=0.1s, P_2=0.06, P_3=0.08, P_4=0.1, P_5=0.08) n'est pas compris entre 0.1 et 0.12s
- N'est pas uniforme

Intervalles P-P : Normal (régulier, et compris entre 0.6 et 1s)

P_1-P_2=1s P_2-P_3=0.99s P_3-P_4=1s P_4-P_5=1s

Onde R : Pas normal

- Positive
- Régulier
- N'est pas uniforme

Intervalles R-R: Pas normal (régulier, nombre de battement n'est pas compris entre 60 et 100)

- R_1-R_2=1.04s R_2-R_3=1s R_3-R_4=1.07s R_4-R_5=1.02s
- R-R_{moy} = (1.04+1+1.07+1.02)/4 =1.03s
- Nombre de battement /minute = 60/1.03 =58

Complexe QRS: Large (n'est pas compris entre 0.06 et 0.12)

- QRS_1 =0.19s QRS_2 =0.27s QRS_3 =0.23s QRS_4 =0.22s QRS_5 =0.23s

Onde T : Normal

- Amplitude > à 0.2mV
- régulier

Intervalles Q-T: Normal (compris entre 0.3 et 0.38s), régulier

- Q_1-T_1=0.3s Q_2-T_2=0.3s Q_3-T_3=0.31s Q_4-T_4=0.31s Q_5-T_5=0.31s

- **Décision clinique :** Signal pathologique.

- **Essai N°4**

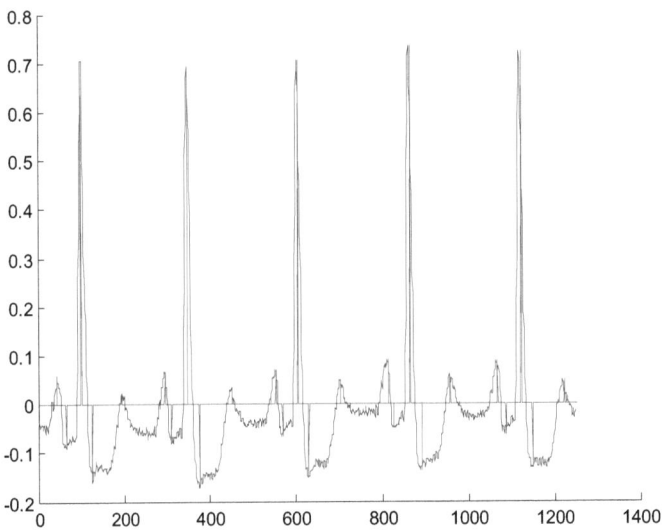

Fig.3.12. illustration de détection sur ECG4

Tab 2-4 : Résultats de détection

ECG3	Amplitude des pics (mV)					Temps de détection des pics (s)				
	P	Q	R	S	T	P	Q	R	S	T
Cycle 1	0.059	-0.09	0.7	-0.16	0.02	0.12	0.18	0.27	0.34	0.53
Cycle 2	0.06	-0.08	0.69	-0.17	0.03	0.82	0.86	0.97	1.05	1.25
Cycle 3	0.07	-0.06	0.7	-0.15	0.04	1.54	1.58	1.68	1.75	1.95
Cycle 4	0.09	-0.05	0.7	-0.13	0.06	2.26	2.3	2.4	2.47	2.66

Cycle 5	0.09	-0.06	0.72	-0.13	0.05	2.96	3.02	3.12	3.2	3.4

Onde P : Pas normal

- Amplitude < à 0.2 Mv
- Positive
- Durée (P_1=0.06s, P_2=0.06, P_3=0.06, P_4=0.07, P_5=0.07) n'est pas compris entre 0.1 et 0.12s
- N'est pas uniforme

Intervalles P-P : Normal (régulier, et compris entre 0.6 et 1s)

P_1-P_2=0.7s P_2-P_3=0.7s P_3-P_4=0.7s P_4-P_5=0.7s

Onde R : Normal

- Positive
- Régulier
- Uniforme

Intervalles R-R: Normal (régulier, nombre de battement compris entre 60 et 100)

- R_1-R_2=0.7s R_2-R_3=0.71s R_3-R_4=0.72s R_4-R_5=0.72s
- R-R_{moy} = (0.7+0.71+0.72+0.72)/4 =0.7125s
- Nombre de battement /minute = 60/0.7125 = 84

Complexe QRS: Large (n'est pas compris entre 0.06 et 0.12)

- QRS_1=0.37s QRS_2=0.38s QRS_3=0.37s QRS_4=0.35s QRS_5=0.36s

Onde T : Pas normal

- Amplitude n'est pas > à 0.2mV
- N'est pas régulier

Intervalles Q-T: Normal (compris entre 0.3 et 0.38s), régulier

- Q_1-T_1=0.35s Q_2-T_2=0.38s Q_3-T_3=0.37s Q_4-T_4=0.36s Q_5-T_5=0.38s

- **Décision clinique** : Signal pathologique.

- **Essai N°5**

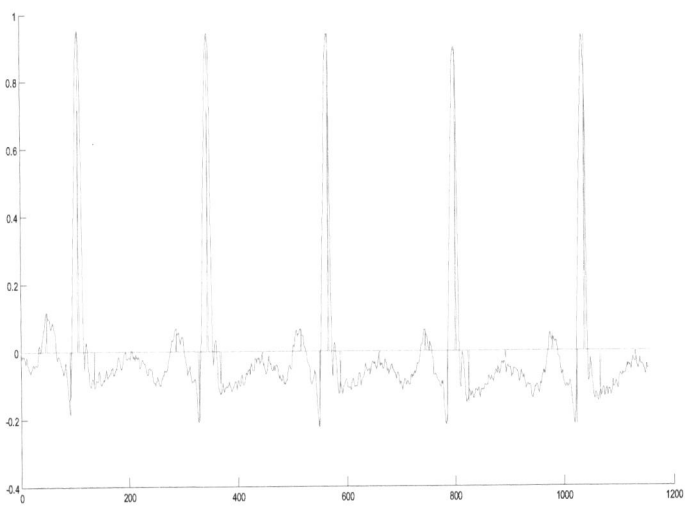

Fig.3.13. illustration de détection sur ECG5

Tab 2-5 : Résultats de détection

ECG3	Amplitude des pics (mV)					Temps de détection des pics (s)				
	P	Q	R	S	T	P	Q	R	S	T
Cycle 1	0.11	-0.18	0.95	-0.1	0.002	0.4	0.52	0.56	0.64	0.66
Cycle 2	0.07	-0.2	0.94	-0.12	-0.08	1.06	1.17	1.22	1.28	1.38
Cycle 3	0.06	-0.22	0.94	-0.12	-0.006	1.69	1.79	1.83	1.9	2.1

ANALYSE ET TRAITEMENT DES SIGNAUX ELECTROCARDIOGRAMMES

Cycle 4	0.06	-0.21	0.9	-0.15	-0.03	2.33	2.45	2.49	2.55	2.74
Cycle 5	0.05	-0.21	0.93	-0.14	-0.01	2.98	3.1	3.14	3.22	3.4

Onde P : Pas normal

- Amplitude < à 0.2 Mv
- Positive
- Durée (P_1=0.08s, P_2=0.07, P_3=0.07, P_4=0.06, P_5=0.05) n'est pas compris entre 0.1 et 0.12s
- N'est pas uniforme

Intervalles P-P : Normal (régulier, et compris entre 0.6 et 1s)
P_1-P_2=0.66s P_2-P_3=0.63s P_3-P_4=0.64s P_4-P_5=0.65s

Onde R : Normal

- Positive
- Régulier
- Uniforme

Intervalles R-R: Normal (régulier, nombre de battement compris entre 60 et 100)
- R_1-R_2=0.66s R_2-R_3=0.61s R_3-R_4=0.66s R_4-R_5=0.65s
- R-R_{moy} = (0.66+0.61+0.66+.065)/4 =0.645s
- Nombre de battement /minute = 60/0.645 = 93

Complexe QRS: Large (n'est pas compris entre 0.06 et 0.12)

- QRS_1=0.38s QRS_2=0.39s QRS_3=0.37s QRS_4=0.38s QRS_5=0.4s

Onde T : Pas normal

- Amplitude n'est pas > à 0.2mV
- N'est pas régulier

Intervalles Q-T: Pas normal (n'est pas compris entre 0.3 et 0.38s), n'est pas régulier

- Q_1-T_1=0.14s Q_2-T_2=0.21s Q_3-T_3=0.31s Q_4-T_4=0.29s Q_5-T_5=0.3s

- **Décision clinique :** Signal pathologique.

- **Essai N°6**

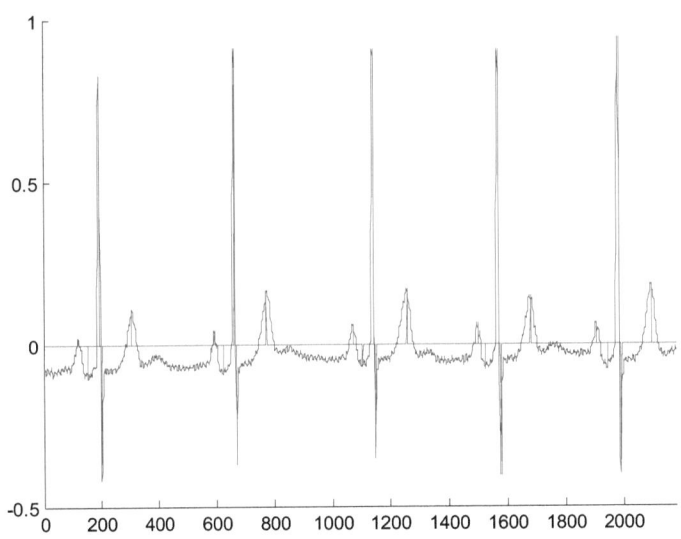

Fig.3.14. illustration de détection sur ECG6

Tab 2-6 : Résultats de détection

ECG3	Amplitude des pics (mV)					Temps de détection des pics (s)				
	P	Q	R	S	T	P	Q	R	S	T
Cycle 1	0.02	-0.1	0.82	-0.41	0.1	0.33	0.42	0.53	0.55	0.84
Cycle 2	-0.04	-0.09	0.9	-0.37	0.16	1.64	1.73	1.84	1.86	2.14
Cycle 3	0.05	-0.07	0.9	-0.35	0.16	2.97	3.07	3.17	3.2	3.48

Cycle 4	0.06	-0.08	0.9	-0.4	0.14	4.16	4.23	4.36	4.38	4.66
Cycle 5	0.06	-0.08	0.94	-0.4	0.18	5.29	5.4	5.51	5.53	5.82

Onde P : Pas normal

- Amplitude < à 0.2 Mv
- Positive
- Durée (P_1=0.1s, P_2=0.08, P_3=0.09, P_4=0.08, P_5=0.09) n'est pas compris entre 0.1 et 0.12s
- N'est pas uniforme

Intervalles P-P : Pas normal (n'est pas régulier, et n'est pas compris entre 0.6 et 1s)
P_1-P_2=1.31s P_2-P_3=1.33s P_3-P_4=1.19s P_4-P_5=1.13s

Onde R : Normal

- Positive
- Régulier
- Uniforme

Intervalles R-R: Pas normal (n'est pas régulier, nombre de battement n'est pas compris entre 60 et 100)

- R_1-R_2=1.31s R_2-R_3=1.33s R_3-R_4=1.19s R_4-R_5=1.15s
- R-R_{moy} = (1.31+1.33+1.19+1.15)/4 =1.245s
- Nombre de battement /minute = 60/1.245 = 48

Complexe QRS: Large (n'est pas compris entre 0.06 et 0.12)

- QRS_1 =0.2s QRS_2 =0.2s QRS_3 =0.2s QRS_4 =0.22s QRS_5 =0.23s

Onde T : Pas normal

- Amplitude n'est pas > à 0.2mV
- N'est pas régulier

Intervalles Q-T: Pas normal (n'est pas compris entre 0.3 et 0.38s), n'est pas régulier

- $Q_1-T_1=0.42s$ $Q_2-T_2=0.41s$ $Q_3-T_3=0.41s$ $Q_4-T_4=0.43s$ $Q_5-T_5=0.42s$

- **Décision clinique :** Signal pathologique.

- **Essai N°7**

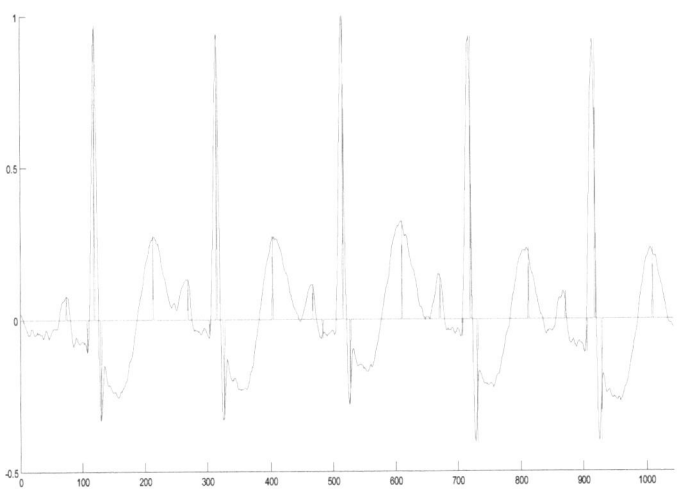

Fig.3.15. illustration de détection sur ECG7

Tab 2-7 : Résultats de détection

ECG3	Amplitude des pics (mV)					Temps de détection des pics (s)				
	P	Q	R	S	T	P	Q	R	S	T
Cycle 1	0.07	-0.1	0.96	-0.33	0.27	0.2	0.3	0.33	0.36	0.59
Cycle 2	0.13	-0.06	0.93	-0.33	0.27	0.74	0.84	0.87	0.9	1.12

Cycle 3	0.11	-0.06	1	-0.28	0.29		1.29	1.34	1.43	1.46	1.69
Cycle 4	0.14	-0.05	0.93	-0.4	0.25		1.86	1.96	2	2.03	2.25
Cycle 5	0.09	-0.11	0.92	-0.4	0.25		2.42	2.51	2.55	2.58	2.8

Onde P : Pas normal

- Amplitude < à 0.2 Mv
- Positive
- Durée (P_1=0.04s, P_2=0.05, P_3=0.06, P_4=0.06, P_5=0.04) n'est pas compris entre 0.1 et 0.12s
- N'est pas uniforme

Intervalles P-P : Pas normal (n'est pas régulier, et n'est pas compris entre 0.6 et 1s)
P_1-P_2=0.54s P_2-P_3=0.55s P_3-P_4=0.57s P_4-P_5=0.56s

Onde R : Normal

- Positive
- Régulier
- Uniforme

Intervalles R-R: Pas normal (n'est pas régulier, nombre de battement n'est pas compris entre 60 et 100)

- R_1-R_2=0.54s R_2-R_3=0.56s R_3-R_4=0.57s R_4-R_5=0.55s
- R-R_{moy} = (0.54+0.56+0.57+0.55)/4 =0.555s
- Nombre de battement /minute = 60/0.555 = 108

Complexe QRS: Large (n'est pas compris entre 0.06 et 0.12)

- QRS_1=0.15s QRS_2=0.15s QRS_3=0.16s QRS_4=0.16s QRS_5=0.16s

Onde T : Normal

- Amplitude > à 0.2mV
- Régulier

Intervalles Q-T: Pas normal (n'est pas compris entre 0.3 et 0.38s), n'est pas régulier

- Q_1-T_1=0.29s Q_2-T_2=0.28s Q_3-T_3=0.35s Q_4-T_4=0.29s Q_5-T_5=0.29s

- **Décision clinique :** Signal pathologique.

III-4 CONCLUSION

Les tests réalisés ont montré que tous les pics sont détectés. Ces résultats ont été obtenus sous certaines conditions, présentées ci-dessous.

D'une part, les signaux utilisés pour réaliser les tests avaient été sélectionnés parmi les signaux les plus pertinents. Ainsi ces signaux correspondent à des conditions d'acquisition optimales : patient debout ou assis, immobile, silencieux (le sujet ne doit pas parler).

En effet, lorsque le patient bouge, le contact des électrodes est perturbé : le signal obtenu est aberrant et n'a plus la forme d'un ECG. Les électrodes utilisées n'ont pas une fixation suffisante pour être utilisées sur un sujet en mouvement, et la qualité de gel conducteur est trop faible pour amortir les chocs. De plus, si le patient parle, cela produit des artéfacts sur le signal ECG : le signal n'est donc pas pertinent pour notre étude.

La sélection des signaux a donc permis de conserver uniquement les signaux corrects, qui étaient utilisable pour évaluer notre méthode.

D'autre part, le seuil a été fixé de manière arbitraire par appréciation préalable des amplitudes de pics de l'ECG analogique du sujet considéré. Nous savons que lorsque les électrodes sont placées sur la même droite de dérivation, l'amplitude des pics R reste sensiblement identique d'une expérience à une autre, pour un même individu. Par contre, des différences inter-individus peuvent exister. Il est donc nécessaire de vérifier la cohérence du seuil pour tout individu qui réaliserait notre test, dès que le seuil a été fixé de manière correcte. Un seuil de 0.8 mV a permis la détection sur touts les ECG étudiés, on peut donc penser qu'il fonctionnerait aussi pour d'autres patients.

Notre méthode semble donc très efficace, dans les conditions particulières d'un sujet au repos (sans mouvement, sans parole) et de fixation correcte du seuil. Nous pouvons donc apprécier notre **méthode de détection de pics comme efficace à 100%**.

Bien entendu, nous n'avons pas pu réaliser de tests sur un nombre de signaux très important, ni pour de nombreux sujets, c'est pourquoi il s'agit d'une estimation approximative plus qu'une valeur statistique.

CONCLUSION GENERALE

On a étudié dans ce mémoire le signal électrocardiogramme pour mieux comprendre le comportement du cœur à travers son rythme. Ce tracé comporte beaucoup d'informations et de paramètres et il est, généralement, très difficile à interpréter visuellement, d'où la nécessité d'utiliser des outils automatiques et rapides pour le traiter.

Notre mémoire a été présenté dans trois chapitres de la manière suivante :

- Dans le premier chapitre, on a exposé l'anatomie du cœur humain et son fonctionnement dans le système cardiovasculaire. L'activité des cellules cardiaques est la cause des potentiels électriques qui à leur tour sont responsables de la naissance des ondes constituant le tracé ECG. On a vu aussi que ce tracé peut être affecté par différents artefacts et peut comporter des arythmies caractérisées par des déformations des ondes ou des intervalles entre ces dernières.

- On a consacré la deuxième partie de notre mémoire aux outils mathématiques utilisés dans nos différents algorithmes de traitement du signal ECG. Premièrement on a parlé des filtres et de leurs propriétés, puis on a abordé les transformées en ondelettes en détaillant leurs différents types et leurs applications qui ont été simplifiés par l'utilisation de la méthode de Mallat pour calculer les coefficients du détail et d'approximation de la transformée en ondelette discrète DWT.

- Dans l'ultime chapitre, on a fait une recherche qui nous a était utile pour l'implémentation de notre méthode de détection des pics, de construction des courbes, d'implémentation électrique, de la mise en place de la chaine d'acquisition et des méthodes de paramétrisation.

Ce projet nous a permis de nous familiariser avec le logiciel Matlab, logiciel avec lequel nous avons effectué d'une part, des traitements nécessaires sur les signaux comme le filtrage et l'élimination de la ligne de base, d'autre part, la réalisation de notre script de détection des pics. Ainsi nous avons pu appréhender les différentes étapes nécessaires à la conception et le traitement de données biomédicales.

Nous avons été confrontées à divers problèmes qui nous ont permis d'avancer et de développer notre méthode afin de mieux répondre au cahier de charge.

BIBLIOGRAPHIE

[1] Gavoury-Emmanuel over-blog.com/article-seconde-3 Janvier 2010

[2] N. Ahmed, P. J. Milne, S. G. Harris, "Electrocardiographic Data Compression via Orthogonal Transforms", IEEE Transactions on Biomedical Engineering, Vol. BME-22, N°6, November 1975, pp. 484-487.

[3] M.E. Wombre, J. S. Halliday, S. K. Mitter, M. C. Lancaster, J. H. Triebwasser, "Data Compression for Storing and Transmitting ECG's/ VCG's", Proceeding of the IEEE, Vol. 65, N°5, May 1977, pp. 703-706.

[4] Zied Lachiri. « Décomposition en ondelettes des signaux de paroles application à la réduction de bruit d'environnement ». Thèse de Doctorat présentée à l'école Nationale d'ingénieurs de Tunis.

[5] « ECG sur votre PDA avec MEDILEC », dans Soins infirmiers et informatique, article visible sur le site : http://www.sixi.be , paru le 18 janvier 2006

[6] A.Grossmann et B.Torrésani, « les ondelettes », centre physique théorique, CNRS-Luminy, http://www.cmi.univ-mrs.fr/~torresan/universallis/encart2

[7] André quinquis, Cornel Ioana, « Représentation temps-fréquence et temps-échelle », ENSIETA, Janvier 2002, centre de recherche « Extraction et exploitation de l'information en environnements incertains », http://hermes.etc.utt.ro/~isar/rtf/chapitre4.pdf

[8] Jean Martin tleilaxus, « Théorie des ondelettes » 9 Mai 2000, http://members.lycos.fr/tleilaxus/ondlet.htm

[9] A.Stanley, M.D.Rubin "the principals of biomedical instrumentation, A beginners guide", year Book Medical Publisher, Inc Chicago-London 1987.

[10] Analyse de la ligne de base, http://pastel.paristech.org/571/01/chapitre4.pdf

[11] Catherine Marque, Jérémy Ternen. « Construction de la courbe d'évolution du rythme cardiaque et de la respiration à partir d'un ECG ». Academic Report, 2003

http://florence.gombert.free.fr/BM04_final.pdf

[12] Patrick Labatut. « Le filtre médian relâché pour la suppression du bruit ». DEA, ENST 2005

http://www.tsi.enst.fr/tsi/enseignement/ressources/mti/med-relache/index.html

[13] Rémi Dubois. « Application des nouvelles méthodes d'apprentissage à la détection précoce d'anomalies en électrocardiographie ». Thèse de doctorat de l'université Paris 6. janvier 2004.

http://www.neurones.espci.fr/theses-PS/DUBOIS-R/Introduction-sommaire.pdf

[14] W. S. Kumar, S. C. Saxena, V. K. Giri "Direct Data Compression of ECG Signal for Telemedicine", International Journal of System Science, Vol. 37, N°1 January 2006, pp. 45-63.

[15] L. Sornmo, P. O. Borjesson, M. E. Nygards, O. Pahlam. "A method for evaluation of QRS Shape Feature Using a Mathematical Model for ECG", IEEE Trans. Biomed. Eng. Vol. BME-28, N°10 Oct. 1981 pp. 713-717

[16] P. LAGUNA, R. JANE, S.OLMOS, N.V. THAKOR, H. RIX, P. CAMINAL. "Adaptative Estimation of QRS Complex Wave Features of ECG Signal by the Hermite Model"; *Medical and Biological Engineering and computing*, Jan. 1996, pp.58 – 68

[17] M. LAGERHOLM, C. PETERSON, G. BRACCIN, L. EDENBRAN DT, L. SÖRNMO; "Clustering ECG Complexes Using Hermite Functions and Self – Organizing Maps", *IEEE Trans. Biomed. Eng.* Vol 47, N° 7, July 2000. pp. 838 – 847

[18] J. CARLSON, R. JOHANSSON et B. OLSSON "Classification of electrocardiographic P-wave morphology" *IEEE Trans. Biomed.* Eng. Vol. 48 N°4 April 2001 pp. 401-405

[19] Mourad Talbi. « Rehaussement du signal de parole par une méthode hybride BWT/NN ». Thèse de Doctorat, FST Février 2010.

[20] Mallat, S., "Une Exploration des Signaux en Ondelettes," Edition de l'école polytechnique, Novembre 2000.

[21] Frédéric Truchetet, "ondelettes pour le signal numérique", HERMES.pp11.

[22] André quinquis, cornel Ioana, "Représentations temps-fréquence et temps-échelle," ENSIETA, Janvier 2002, Centre de recherche "Extraction et Exploitation de l'information en Environnements Incertains,".

[23] Michel Hubin. "Capteurs et traitement avancé du signal"
http://perso.wanadoo.fr/michel.hubin/physique/signal/chap_sil.htm#defut.

[24] Anne vigouroux, "L'analyse en ondelettes", 30-9-1996.

http://www.obsnice.fr/vigouroux/chp3/.

[25] Ronan Lepage, "transformée en ondelettes continue-transformée en ondelettes discrète," 2002-01-17.

[26] S. Mallat, "A wavelet tour of signal processing", a wavelet tutorial adapted for the web by F. CHAPLAIS,

cas.ensmp.fr/.../transformees/Ondelettes/Transf_ondelettes.html - wavelet tour.

[27] A.Grossmann et B.Torrésani, "les ondelettes", Centre Physique Théorique, CNRS-Luminy, http://www.cmi.univ-mrs.fr/~torresan/universalis/encart2.

[28] Jean Martin Tleilaxus, "Théorie des ondelettes", 9Mai 2000,
http://members.Lycos.fr/tleilaxus/ondlet.htm.

[29] L'équipe technique Gresilog Traitement du signal, Bibliothèque ondelettes version1.0. http://www.Lis.inpg.fr/mustig/doc_html/ondlet/ondlet.htm.

[30] Morgan BRISHOUAL, "Reconstruction des données, application à la dosimétrie des Radiotéléphones", Thèse de doctorat, Electronique, L'Institut National des Sciences Appliquées de Rennes, Octobre 2001.

[31] M.V.Wicherhauser. « Adapted Wavelet Analysis from Theory to Software". IEEE Press, A.K.Peters Wellestey Massachusettes, 1994.

[32] L'équipe technique Gresilog Traitement du signal. Bibliothèque ondelettes version1.0. http://www.lis.inpg.fr/musting/doc-html/ondlet/ondelet.htm

[33] E.Simoncelli, W-Freeman, E.Adelson, and D.Heeger.Shiftable multi-scale transforms. MITMedia Laboratory vision and Modeling Technical Report 161, Février 1991.

[34] ELIT DERYAUBEYLI, INANGULER, Livre: « Computer Applications in Engineering Education ». MATLAB toolboxes: Teaching feature extraction from time-varying biomedical signals. Copyright © 2010 Wiley Periodicals, Inc, A.Wiley company

http://www3.interscience.wiley.com/journal/114029957

[35] D.Henry, L.Claudon, M.Robert, C.Y.Lee. « Détection des complexes QRS: une étude comparative et un novel algorithm basé sur le test de Khi 2 ». Innovation et Technologie en Biologie et Médecine, Vol.14, N°6, pp.671-680,1993.

[36] J. PAN et W. J. TOMKINS "A Real Time QRS Detection Algorithm", *IEEE Trans. Biomed. Eng.* Vol. BME-32, pp. 220-236 May 1985.

[37] P.S. HAMILTON et W. J. TOMKINS, "Quantitative Investigation of QRS Detection Rules Using the MIT / BIH arrhythmia data base" *IEEE Trans. Biomed.* Eng. Vol. BME 33, No12 Dec. 1986 pp. 1157-1165.

[38] Q.XUE, Y.H. HU, W.J. TOMPKINS "Neural-Network-Based Adaptive Matched Filtering for QRS Detection", *IEEE Trans. Biomed. Eng.* Vol. 39, N°4 April 1992 pp. 317-329.

[39] C. LI, C. ZHENG, « QRS Detection by Wavelet Transform ». *IEEE Communication*, 0-7803 – 1377 – 1 / 1993

[40] C. Li., C. ZHENG, C. TAI; "Detection of QRS Characteristic Points Using Wavelet Transform", *IEEE Trans. Biomed. Eng.* Vol. 42, N° 1 Jan. 1995, pp. 21-28.

[41] M. BAHOURA, M. HASSANI, M. HUBIN, "DSP Implementation of Wavelet Transform for Real Time ECG Wave Forms Detection and Heart Rate Analysis"; *Comp. Meth. And Prog. in Biomed.* N° 52, 1997, pp. 35-44

[42] S. KABAMBE, R. MURRAY et G. F. BOUDREAUX BARTELS, "Wavelet transform based QRS complex detector", *IEEE Trans. Biomed. Eng.* Vol. 48, No 7 July 1999 pp. 838-848

[43] S. MALLAT, "Zero – Crossings of a Wavelet Transform", *IEEE Trans. On Inform. Theory*, vol.37, N° 4, pp. 1019-1033 July 1991

[44] S. MALLAT, W. L. HWANG; "Singularity Detection and Processing With Wavelets", *IEEE Trans. on Inf. Theory*, Vol. 38, N° 2 , March 92, pp.617-643.

[45] S. MALLAT, S. ZHONG; "Characterization of Signals from Multiscale Edges". *IEEE Trans. Patt. Analy. Mach. Int.*, Vol. 14, N°7, July 1992 pp.710-732

[46] Z. LU, D. Y. KIM, W. P. PEARLMAN, "Wavelet Compression of ECG Signals by the Set Partitioning in Hierarchical Trees Algorithm", *IEEE Transactions on Biomedical Engineering*, Vol. 47, N° 7, July 2000, pp. 849-855.

[47] P. LANDER, D.L. JONES, E.J. BERBAJ et R. LAZZARA « Time-Frequency Structure of the High Resolution ECG", *Journal of Electrocardiology*, Vol. 27, 1993

[48] Françoit Poptet, « Pilotage d'algorithmes pour la reconnaissance en ligne d'arythmies cardiaques ». Thèse de Doctorat décembre 2005.

http://hal.archives-ouvertes.fr/docs/00/06/18/15/PDF/these.pdf

[49] Kadambe, S., Murray, R. et Boudreaux-Bartels. "Wavelet transform-based QRS complex detector". IEEE Transactions on Biomedical Engineering, 47(7)

[50] Caluelo, D., Chambrin, M.-C., Pomorski, D. et Ravaux, P. "Towards symbolization using data-driven extraction of local trends for ICU monitoring". Artificial Intelligence in Medicine, Vol 1, 2000.

[51] Pan, J., et Tompkins, W.J. "Areal –time QRS detection algorithm". IEEE Transactions on Biomedical Engineering, 32(3), 1985.

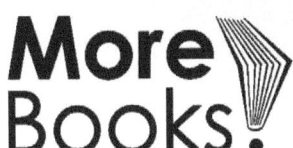

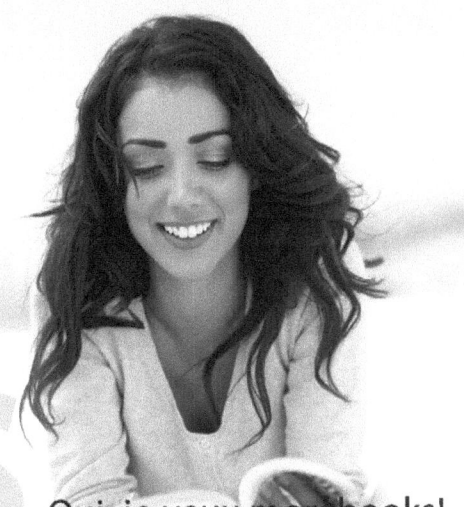

Oui, je veux morebooks!

i want morebooks!

Buy your books fast and straightforward online - at one of the world's fastest growing online book stores! Environmentally sound due to Print-on-Demand technologies.

Buy your books online at
www.get-morebooks.com

Achetez vos livres en ligne, vite et bien, sur l'une des librairies en ligne les plus performantes au monde!
En protégeant nos ressources et notre environnement grâce à l'impression à la demande.

La librairie en ligne pour acheter plus vite
www.morebooks.fr

OmniScriptum Marketing DEU GmbH
Heinrich-Böcking-Str. 6-8
D - 66121 Saarbrücken
Telefax: +49 681 93 81 567-9

info@omniscriptum.de
www.omniscriptum.de

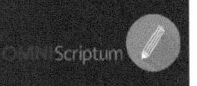

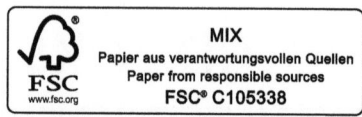

Printed by Books on Demand GmbH, Norderstedt / Germany

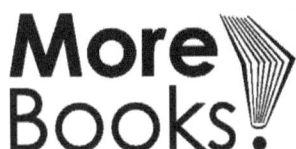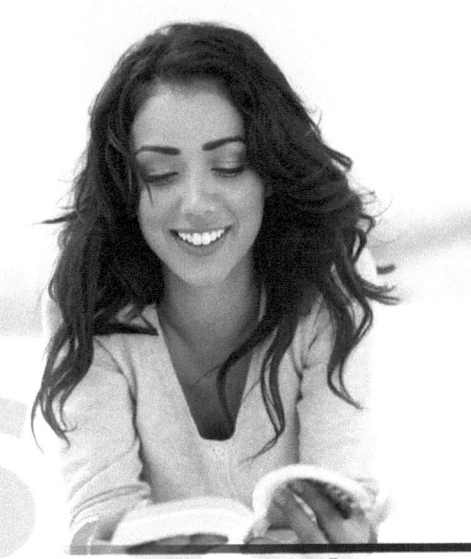

i want morebooks!

Buy your books fast and straightforward online - at one of the world's fastest growing online book stores! Environmentally sound due to Print-on-Demand technologies.

Buy your books online at
www.get-morebooks.com

Kaufen Sie Ihre Bücher schnell und unkompliziert online – auf einer der am schnellsten wachsenden Buchhandelsplattformen weltweit!
Dank Print-On-Demand umwelt- und ressourcenschonend produziert.

Bücher schneller online kaufen
www.morebooks.de

OmniScriptum Marketing DEU GmbH
Heinrich-Böcking-Str. 6-8
D - 66121 Saarbrücken
Telefax: +49 681 93 81 567-9

info@omniscriptum.de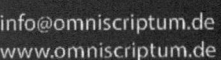
www.omniscriptum.de

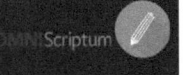

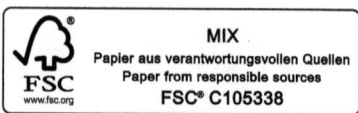

Printed by Books on Demand GmbH, Norderstedt / Germany